Uli & Michael Roth

mit Udo Ludwig

Unser Leben – unsere Krankheit

ZS Sachbuch
Eine Kooperation des ZS Verlages Zabert Sandmann
und des Elisabeth Sandmann Verlages

Umschlaggestaltung: Georg Feigl
Umschlagfotos: Patrick Becher, Hamburg, Medienpublikation.de
Layout: Georg Feigl
Herstellung: Karin Mayer, Peter Karg-Cordes
Lithografie: Christine Rühmer
Druck und Bindung:
Mohn media Mohndruck GmbH, Gütersloh

1. Auflage 2009
ISBN 978-3-89883-263-2

Uli & Michael Roth
mit Udo Ludwig

Unser Leben unsere Krankheit

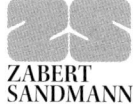

ZABERT
SANDMANN

Einleitung

Bis zum Frühjahr des Jahres 2009 hatten die Brüder Roth aus dem badischen Leutershausen und der amerikanische Präsident Barack Obama nicht viel gemeinsam. Die einen waren erfolgreiche Trainer und Manager in der Sport- und in der Showbranche, der andere versuchte sein Land aus der Finanzkrise zu führen.

Dann änderten sich die Umstände dramatisch – das sorgenfreie Leben von Michael und Uli Roth war mit einem Schlag zu Ende. Es bestand fortan aus Angst, aus unangenehmen Behandlungen und aus der Hoffnung auf Heilung. Kurz nacheinander hatten Ärzte bei den Zwillingen Prostatakrebs diagnostiziert – Prostatakrebs mit siebenundvierzig Jahren, bei jungen, zumindest jungenhaften Männern, denen Sexualität durchaus nicht fremd war.

Von der Prostata wussten die beiden Brüder bis zu diesem Zeitpunkt nicht viel mehr als die Tatsache, dass sie irgendwo im Beckenbereich liegt. Mit diesem Organ ist es eben wie mit den Mandeln im Rachenraum oder dem Blinddarm: Man bekommt von diesem Teil des Körpers erst dann etwas mit, wenn er Probleme macht und herausgeschnitten werden muss. Aber welcher Mann kennt schon die normale Funktion der Vorsteherdrüse?

Diese Unwissenheit ist umso bemerkenswerter, weil Prostatakrebs der Männerkrebs schlechthin ist. Nach den letzten verfügbaren Zahlen erkranken jährlich rund 60 000 Männer an dieser Tumorart, rund 11 000 sterben jährlich an den Folgen.

Dennoch ist Prostatakrebs für Männer kein Thema. Niemand redet darüber öffentlich. Prostatakrebs bedeutet nicht nur, irgendwann schwach und hilfsbedürftig zu sein. Prostatakrebs bedeutet auch, vorübergehend oder für immer auf Windeln angewiesen zu sein und keinen Sex mehr haben zu können – so zumindest die weitverbreitete Meinung.

Es gibt unzählige Bücher von Frauen, die darüber schreiben, wie sie mit Brustkrebs leben und leiden. Es gibt Bücher von Männern, die über Lungenkrebs oder von ihrem Herzinfarkt berichten. Aber der am weitesten verbreitete, tödliche Männerkrebs bleibt ein Tabu.

Michael und Uli Roth erzählen von dem doppelten Schock der Diagnose, wie sie in ein tiefes Tal gefallen sind, nachdem beide die schlechten Nachrichten innerhalb weniger Wochen erreichten, und wie die Krankheit ihr Leben veränderte.

Es war auch eine Geschichte intensiver Bruderliebe. Gemeinsam durchlebten die ehemaligen Handball-Nationalspieler das seelische Tief, womöglich nie mehr so leben zu können wie vorher. Der psychische Schmerz war nicht vergleichbar, aber ein bisschen war es dennoch wie zu Handballerzeiten, wenn sie bisweilen schon fast geschlagen schienen. Demoralisiert, zermürbt. Wenn sie dann die Begegnung mit ungeheurer Willenskraft doch noch einmal drehten und am Ende siegten. Und danach viel stärker waren als vor dem Anpfiff.

Michael und Uli Roth kämpften gegen die tödliche Krankheit – und indem sie öffentlich über ihre Krankheit redeten, taten sie es letztlich für alle Männer. Und sie taten es für die Frauen, die mit den betroffenen Männern zusammenleben. So wie es Barack Obama im Sommer 2009 von allen Männern erwartete. Der amerikanische Präsident erklärte den September 2009 zum nationalen Gedenkmonat gegen den Prostatakrebs. In den USA sei dieses Karzinom die zweithäufigste Todesursache unter allen Tumorarten. Statistisch müsse jeder sechste Amerikaner davon ausgehen, daran zu erkranken, sagte Obama. Deshalb rief er seine Landsleute auf, mehr gegen den Krebs zu unternehmen, sich stärker um die Vorsorge zu kümmern.

Obama setzte sich für die Früherkennung ein. So wie es Michael und Uli Roth jetzt ebenfalls tun. Es hatte langer Diskussionen und

Überlegungen bedurft, ehe sich das Zwillingspaar entschied, seine Rolle zu nutzen, um auf das Schicksal Prostatakrebs aufmerksam zu machen. Sie taten es, damit auch andere Männer überleben werden. Und sie taten es, damit durch ein frühzeitiges Entdecken des Tumors die Wirkungen des Krebses und die Folgen der Behandlungen so gering wie möglich bleiben.

Die Brüder Roth sind an der Krankheit, die für so viele Tausend Männer tödlich verlaufen kann, nicht gestorben. Sie haben gute Aussichten, endgültig geheilt zu werden. Aber der Krebs hat ihr Leben verändert, weil die Furcht vor dem Tod und die Angst, impotent oder inkontinent zu werden, tiefe Spuren in ihrer Seele hinterlassen haben.

1

Uli und Michael Roth – zwei Leben auf der Überholspur

Freud und Leid eines Zwillings: Die Kindheit in Leutershausen

An die Dose auf dem Regal kann sich Uli Roth auch vierzig Jahre danach noch genau erinnern. Es war eine leere Caro-Dose. Hellgelbe Farbe, darauf das rote Viereck und der geschwungene Schriftzug. Caro-Kaffee war in den sechziger Jahren ein beliebtes Getränk. In Wirklichkeit ist es gar kein echter Kaffee, sondern Kaffeeersatz, der aus Getreide hergestellt wird.

Und auf diese Dose mussten Uli und Michael Roth starren, wenn ihre Energie und ihr südamerikanisches Temperament wieder einmal zu groß für den Alltagsbetrieb eines deutschen Kindergartens waren. Dann stellten Hildegard oder Elisabeth, die Kindergärtnerinnen, wie die Erzieherinnen damals noch hießen, die beiden einfach in die Ecke, um Ruhe vor ihnen zu haben. Michael und Uli Roth standen oft und lange in der Ecke des Evangelischen Kindergartens von Leutershausen, und deshalb ist die Erinnerung an den Caro-Kaffee bis zum heutigen Tag so lebendig. Noch heute entdeckt Uli im Supermarkt »diese beschissene Caro-Dose« aus einer Entfernung von zwanzig Metern.

Schon in ihrer Kindheit hatten Michael und Uli Roth das, was sie später zu erfolgreichen Handballspielern machen sollte: Sie hatten Power, waren voller Tatendrang, aber sie hatten auch immer diese Spur Frechheit. Und sie waren mit einem kräftigen Selbstbewusstsein ausgestattet. Jede Kindergartengruppe und jede Schulklasse kennt diese manchmal etwas vorlauten Nervensägen, doch hier existierte das Problem, dass es sie gleich in doppelter Ausführung gab. Die beiden hatten zu jedem Thema eine eigene Meinung, und wenn dem einem mal die Argumente ausgingen, wussten die Erzieher und Erzieherinnen, dass der andere umso intensiver darauf bestand, recht zu haben. Hatte man den einen gezähmt, gab es noch den anderen. Und strafte man den einen, hatte man als Erzieherin gleich den anderen vor sich. Irgendwann trennten die Kindergärtnerinnen die Zwillinge und steckten sie in zwei unterschiedliche Gruppen. Dass die beiden Roths auseinandergebracht wurden, sollte später auch in der Schule so bleiben.

Die Jungen gab es immer nur im Doppelpack, und damit hatten sie schon ihre eigenen Eltern überrascht. Oskar Roth, der Vater, der von allen nur Ossi genannt wird, war in seiner aktiven Zeit ein bekannter Sportler gewesen. Er spielte Basketball und wurde später Handballer. Mit dem USC Heidelberg gewann er sechsmal die Deutsche Meisterschaft, und es gibt Sportfachleute, die halten Ossi Roth noch heute für einen der talentiertesten Basketballspieler, die Deutschland jemals hatte. Ossi Roth bestritt zweiundsechzig Länderspiele im Trikot der deutschen Nationalmannschaft. Und fast wäre ihm etwas Einmaliges gelungen. Nach der Karriere als Basketballer spielte er Handball und wäre um ein Haar auch hier Deutscher Meister geworden. Erst im Endspiel verlor er mit seiner SG Leutershausen gegen den VfL Gummersbach. Zuvor war Ossi Roth mit Leutershausen allerdings schon einmal Deutscher Meister im Feldhandball gewesen – das Spiel im Freien, das es damals noch gab.

Ossi Roth studierte Sport an der Sporthochschule Köln, musste aber das Studium abbrechen, weil er sich zu sehr in eine peruanische Schönheit verguckt hatte: Ursula Roth ist eine schmale Frau mit viel Temperament und einem angenehmen spanisch-badischen Dialekt. Ein Kind war unterwegs. Roth heiratete Ursula, und innerhalb eines Jahres kamen die Töchter Gaby und Monika zur Welt. 1961 war Ursula dann wieder schwanger. Nach zwei Mädchen richtete man sich im

Hause der Roths auf einen Jungen ein, als die werdende Mutter zu einer Routineuntersuchung in die Frauenklinik der Universität Heidelberg ging. Es war drei Wochen vor der errechneten Geburt, als sie der Arzt mit seiner Diagnose überraschte:»Herzlichen Glückwunsch«, sagte er,»Sie kriegen Zwillinge.«Die Ärzte zuvor hatten nicht festgestellt, dass in ihrem Bauch zwei Herzen schlugen.»Als meine Frau mir das erzählt hat, ist mir erst einmal die Flappe runtergefallen«, sagt Ossi Roth.

Dann kam der 15. Februar 1962, und schon das erste Auftreten von Michael und Uli Roth auf dieser Welt war ein Ereignis. Zuerst erblickte Michael das Licht der Welt, fünf Minuten später Uli, und die beiden waren enorme Brocken: Sechseinhalb Pfund wog der eine, siebeneinhalb gar der andere. Die Ärzte im Kreißsaal konnten sich nicht erinnern, jemals so schwere Zwillingskinder gesehen zu haben. Es war eine harte Geburt. Die Zwillinge hatten das Becken geweitet, es blutete stark, Ursula Roth erhielt Infusionen.»Danach war unten herum alles kaputt«, sagt sie.

Die junge Familie Roth lebte in Leutershausen, einem kleinen Ort an der Bergstraße, nur ein paar Kilometer von Heidelberg entfernt. Vier Kinder in drei Jahren – es war keine leichte Zeit. Weil er sein Studium abgebrochen hatte, konnte Ossi Roth nur in einer Privatschule unterrichten. Das Geld war deshalb knapp. Trotzdem fuhr die sechsköpfige Familie regelmäßig in den Campingurlaub nach Italien oder Spanien. Die Hälfte seiner Sommerferien arbeitete Ossi Roth auf dem Bau, um mit dem zusätzlichen Geld den gemeinsamen Urlaub bezahlen zu können.

Es war ein kleines badisches Familienidyll. Der Vater arbeitete hart, um ein unbeschwertes Leben zu ermöglichen, die Mutter blieb zu Hause und hielt – ganz ihrer südamerikanischen Tradition verbunden – die Familie zusammen. Die älteren Schwestern behandelten ihre kleinen Brüder»wie Puppen«und fuhren sie auch mit ihren Puppenwagen durch die Gegend. Der Michael, stets etwas kräftiger als Uli, war ihr»Dickerli«. Uli nannten sie wegen seiner etwas größeren

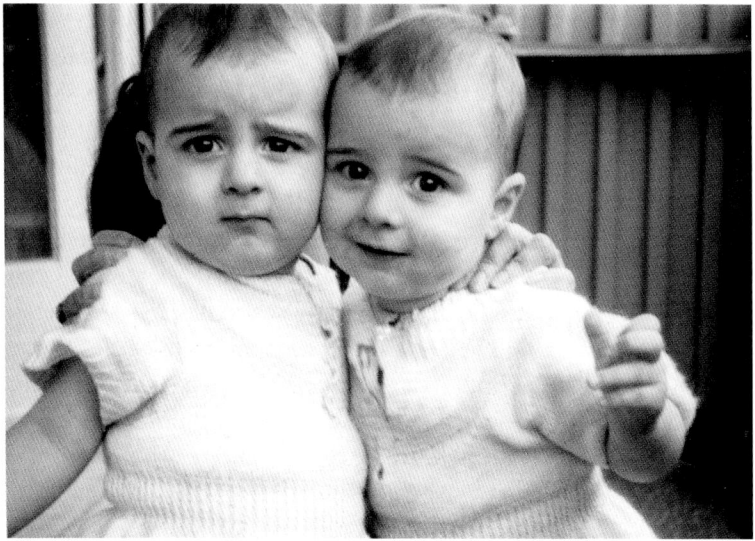

Michael und Uli Roth: »Dickerli und Guckerli« wurden im Puppenwagen
durch die Wohnung gefahren

Augen »Guckerli«. Die Schwestern waren sehr stolz auf ihre beiden
Brüder, auch wenn sie der Lärm und der ewige Streit der beiden untereinander oft nervte. »Natürlich haben wir später auch den Rauch
unserer ersten Ernte 23 zusammen mit ihnen aus dem Fenster gebla-
sen«, erzählt Gaby Roth.

Obwohl sie wie alle eineiigen Zwillinge fast gleich aussahen, hatten die Eltern und Geschwister keine Schwierigkeiten, die Jungen aus-
einanderzuhalten. Nur wenn die beiden Buben die Wohnung verließen, ließen sie damit auch ihre Identität zurück. Draußen auf der
Straße kannte sie jeder, aber es waren nicht Michael und Uli, die die
Menschen sahen, draußen waren sie stets nur die »Roth-Zwillinge«
oder kurz die »Roths«.

Anfangs war das Leben der Brüder noch ganz normal, weil sie
eben in der Familie wie ganz normale Brüder behandelt wurden. Erst
im Kindergarten, als sie von den anderen wegen ihres gleichen Ausse-

hens angeglotzt wurden, merkten sie, dass bei ihnen etwas anders war. Und von nun an spürten die Jungen, dass es etwas Besonderes ist, doppelt auf die Welt gekommen zu sein. Sie spürten die absolute Vertrautheit, die Gewissheit, einen Menschen neben sich zu haben, auf den sie »bedingungslos bauen« können. »Das war sehr beruhigend gewesen«, sagt Michael Roth, »denn schon zu dem Zeitpunkt, als sich der Samen des Vaters auf die Reise machte, bin ich quasi mit meinem Bruder eine Einheit. Wir lagen neun Monate im Bauch der Mutter nebeneinander und erblickten gemeinsam das Licht der Welt. Das schweißt einfach zusammen.«

Aber die Umgebung ließ die Zwillinge frühzeitig merken, dass sie nicht einzigartig sind – zumindest nicht aus der Sicht der Mitmenschen. »Die ständigen Verwechslungen und die Erklärungen, die du abgeben musst, wer du denn jetzt bist, der Uli oder der Michael, das nervte gewaltig«, sagt Uli Roth. Selbst Freunde konnten sie nicht auseinanderhalten. »Mensch, sind die doof!«, sagten sich die Zwillinge manches Mal. Schon als Kind kann das belastend sein, vielleicht gerade als Kind. »Ich hatte am Hals ein Muttermal«, erzählt Uli Roth, »und eine Zeit lang gab es die schicken Rollkragenpullover, die natürlich auch wir getragen haben. Und dann kamen die Leute an und haben den Kragen des Pullovers einfach runtergezogen, und sobald sie das Muttermal gesehen haben, sagten sie: ›Ah, der Uli!‹ Irgendwann war der Kragen richtig ausgeweitet. Die Selbstverständlichkeit, mit der das passierte, war sehr unangenehm für mich.«

Und welche Eltern von Zwillingen machten sich damals schon Gedanken darüber, was es für ihre gleich aussehenden Kinder bedeuten kann, nur als Einheit gesehen zu werden? »In unserem Kleiderschrank war alles doppelt: die Hemden, die Hosen, die Schuhe«, sagt Uli Roth. Keiner der beiden hatte etwas, das nur ihm allein gehörte. Der einzige Vorteil bestand darin, dass nur einer der beiden beim Einkauf die Sache anprobieren musste. Erst als sie Teenager wurden, konnten sie sich gegen die elterliche Gewohnheit durchsetzen, sie wie geklont durch die Straßen laufen zu lassen.

Weihnachten und Geburtstage waren eine schöne Sache, aber auch ein immer wiederkehrender Beweis für die Jungen, stets als identische Menschen gesehen zu werden. Nur einer der Zwillinge musste das Geschenk auspacken, dann wusste der andere, was auch er bekommen würde. Die Überraschung war dahin. Vater und Mutter Roth waren sehr großzügige Eltern, nie gab es Schläge, selten einmal ein lautes Wort. »Unsere Mutter konnte gar nicht streng sein«, sagt Gaby Roth.

Michael hatte nachts Albträume, er bettnässte bisweilen noch als Dreizehnjähriger und schlafwandelte ab und zu. Einmal wachte er nachts auf, ging die Treppe hinunter zu den Eltern, die Fernsehen schauten, pinkelte dort auf den Teppich und ging, so als sei nichts passiert, wieder zurück. Noch Jahre später schlief er nachts sehr unregelmäßig. Als Erwachsener übernachtete er einmal im Hamburger Hyatt Hotel, stand auf und streunte in Unterhose durch die Flure. In den sechziger Jahren war es nicht üblich, mit solchen Problemen zu einem

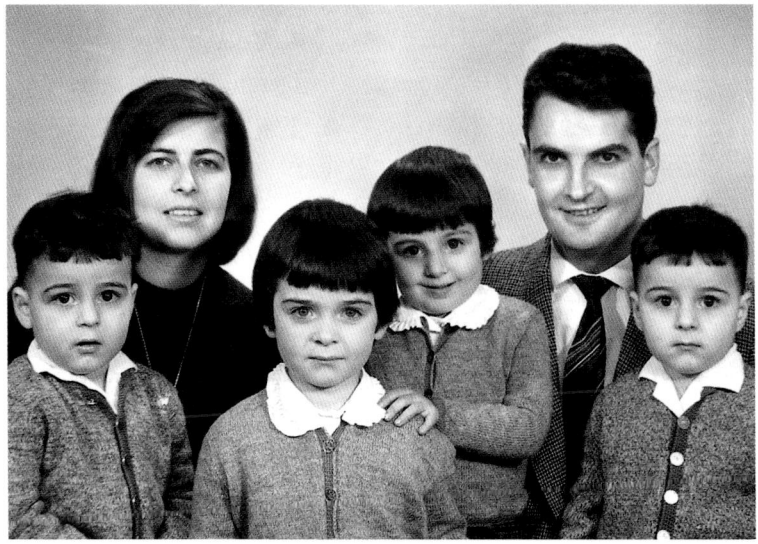

Ursula und Ossi Roth mit den Kindern Michael, Gaby, Monika und Uli:
Die Geschwister rauchten heimlich die erste Ernte 23 zusammen

Facharzt zu gehen. Deshalb wurden die Ursachen für das Bettnässen, die Alpträume und das Schlafwandeln nie herausgefunden. Heute mag Michael Roth selbst nicht ausschließen, dass es daran lag, unbewusst unter der ewigen Gleichstellung mit seinem Bruder gelitten zu haben.

Michael und Uli Roth gab es nicht als Unikate. Die beiden galten eben als Paar, als niedlich und süß, und niemand machte sich Gedanken darüber, was dies für die Jungen bedeutete. »Wir waren die Roths, und das hat uns geprägt«, sagt Uli. »Keiner von uns beiden war jemals allein. Manchmal waren wir auch für das verantwortlich, was der andere gemacht hat – ob im Guten oder im Schlechten.« Einmal, noch in der Schulzeit, organisierte Uli als Schülersprecher ein Schulfest mit. Als nach der Party drei Blumentöpfe, die der Dekoration dienten, herumstanden, wollte Uli seiner Mutter und seiner Oma eine Freude machen und nahm die Blumen mit nach Hause. Als Mitorganisator sah er sich dazu durchaus im Recht, zudem wusste er nicht, dass die Töpfe nach Gebrauch wieder zurück in die Gärtnerei mussten. Als der »Diebstahl« aufflog, war klar, dass es »die Roths« gewesen sein mussten, obwohl jedem der Verantwortliche bekannt war: Uli. Egal. Die Zwillinge mussten anschließend zum Direktor, und selbst nachdem Uli ausdrücklich darauf aufmerksam gemacht hatte, dass er allein die Tat begangen hätte, wurden beide vom Schulleiter bestraft.

Michael und Uli entwickelten eine Art Doppelstrategie. Sie hielten fest zusammen, gegen die Welt da draußen waren sie unzertrennlich, ganz wie die beiden Embryos im Mutterleib. »Auf dem Schulhof kam gegen die Roths keiner an«, sagt Uli. »Jeder wusste, wenn er sich mit mir anlegt, hat er es gleichzeitig auch mit Michael zu tun.« Besonders in Dingen, die sie hassten, marschierten sie gemeinsam durch dick und dünn. Und das fing schon früh an.

Mehrmals entschlossen sie sich, einfach nicht zu den strengen Erzieherinnen in den Kindergarten zu gehen. Sie versteckten sich lieber bei einem Bauern namens Walter Hauck und gingen mit ihm aufs Feld oder in den Stall. Hauck war ein Freund der Familie, selbst kinderlos, und er hatte die beiden sehr in sein Herz geschlossen. Er kaufte den Zwillingen später Ponys, die sie selbst versorgten. Und wenn sie sich bei Bauer Hauck versteckten, kehrten sie erst zu der Zeit nach Hause zurück, zu der sie für gewöhnlich aus dem Kindergarten gekommen wären.

Hauck, auf dessen Bauernhof sie viele Stunden und Tage verbrachten, blieb immer ein väterlicher Freund der Roths. Und Jahrzehnte später wurden sie wegen ihres persönlichen Schicksals an den Tod des alleinstehenden Mannes erinnert. Nach einer quälend langen Leidenszeit war er an Prostatakrebs gestorben.

Die gemeinsamen Streiche konnten sie nur unternehmen, weil sie fest zusammenhielten. Zugleich suchte jeder für sich ein Gebiet, das nur ihm selbst gehörte. Anfangs eher unbewusst, im Lauf der Zeit immer zielgerichteter. Uli war bei den Pfadfindern engagiert: »Das hat Michael überhaupt nicht interessiert.« Er züchtete Tauben – »darüber hat sich mein Bruder lustig gemacht«. Und Uli war Ministrant, »mit Herzblut«, wie er sagt, Michael hatte mit dem Dienst an der Kirche nichts im Sinn. Er ging lieber zum Tischtennis oder streunte mit Freunden im angrenzenden Wald umher. Oder er half beim Bauern aus. Einmal kam abends sein Vater von der Arbeit und sah einen Traktor, der Anhänger war meterhoch beladen mit Heu. Und am Steuer des Treckers saß Michael und lachte sich scheckig. Aber dem Vater fuhr ein Schreck in die Glieder. Wegen Michael musste Vater Ossi auch einmal vor Gericht: Der Sohn hatte sein Mofa frisiert und war mit dem getunten Zweirad der Polizei aufgefallen. Auch diese Geschichte trug dazu bei, die Prominenz der Zwillinge in Leutershausen zu steigern. Dennoch waren die beiden Lausbuben sehr beliebt, gerade wegen ihrer charmanten und fröhlichen Art.

Manchmal war geteiltes Leid jedoch auch halbes Leid. Einmal drangen die beiden Roth-Rabauken in den Stall eines benachbarten Bauern ein und schwangen – aus welchem Grund auch immer wild mit einer Keule um sich. Zwei Hühner gerieten in die Flugbahn und bezahlten das mit ihrem Leben. Das löste natürlich mächtigen Ärger aus, weil abends der Bauer bei Ossi Roth auf der Matte stand. Ein anderes Mal versenk-

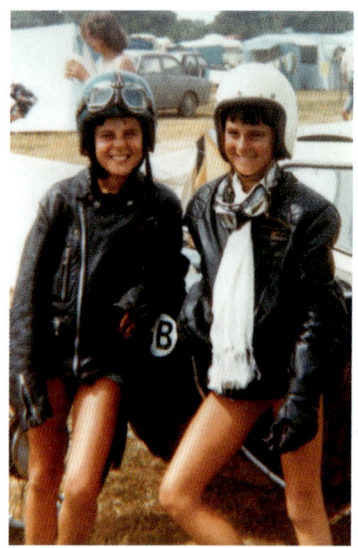

Die Lausbuben aus Leutershausen:
bei jedem Streich dabei

ten die Roth-Buben einen Feuer-werkskörper im Briefschlitz eines Nachbarn, wodurch alle Postsen-dungen vernichtet wurden.

Doch so unterschiedlich die Interessen waren und so eng sich die Roth-Zwillinge auch miteinan-der verbunden fühlten, wenn sie unterwegs auf Tour waren, so groß waren die internen Platzkämpfe, sobald sich die Haustür hinter ih-nen schloss. Das fing beim Essen an. Wenn es daheim Spaghetti gab, hatten die Brüder die Gabeln schon in der Hand, bevor die Schüssel auf dem Tisch stand. Die Augen waren dabei immer fest auf den anderen gerichtet. Und sobald die Mutter dann das Essen freigab, aßen die beiden drauflos, als wäre es das letz-te Nudelessen ihres Lebens. Und wehe dem, der mehr bekam als der andere. Jeder kleine Spaß zu Hause wurde zu einem Wettkampf zwi-schen den gleichen Brüdern. Tauchen mit Taucherbrillen in der Bade-wanne: Klar, aber Mutter Ursula musste zählen, wer länger unter Was-ser bleiben konnte.

Ständig gab es Stunk untereinander. Sie schubsten, boxten und prügelten sich. Jeden Tag, jeden Tag mehrmals. Anlass waren oft Lä-cherlichkeiten. Da zog Michael die Hausschuhe von Uli an oder Uli das Hemd von Michael. Was an sich nicht weiter schlimm war, weil die Kleidungsstücke ja ohnehin identisch aussahen. »Aber dann haben wir uns deswegen doch wieder gekloppt«, sagt Uli. »Vielleicht waren diese Hahnenkämpfe unsere Form, dem anderen und uns selbst zu zeigen, dass wir eben nicht immer gleich sein wollten. Jeder wollte etwas nur für sich haben und ein bisschen auch sein eigenes Leben führen.«

»Einmal«, erzählt Michael, »lagen wir in unserem Bett nebeneinander. Plötzlich fiel einem von uns ein, dass wir uns an diesem Tag noch gar nicht verhauen hatten. Deshalb erhielt der andere zunächst eine Kopfnuss, und dann ging es richtig zur Sache.« Uli war zwar bei der Geburt der Schwerere von beiden, doch Michael hatte ihn bald überholt. Er blieb immer der etwas Kräftigere und Stärke. Ein anderes Mal veranstaltete der Bauer Walter Hauck in seiner Scheune ein privates Boxturnier, das Michael nutzte, um seinem Bruder eine blutige Nase zu verpassen.

Als die Brüder in die Grundschule kamen, war für Michael und Uli schnell klar, dass sie selbst in unterschiedliche Klassen wollten. Auf diese Weise entfielen die nervigen Fragereien, wer von beiden Uli und wer Michael ist. Und so konnten beide Klassensprecher werden, ohne bei der Wahl gegen den Bruder antreten zu müssen. Michael und Uli waren schlau, pfiffig und immer für einen guten Spruch zu haben. Aber sie waren lausige Schüler. »Wir waren stinkfaul«, sagt Uli. »Doch es war der größte Fehler unseres Lebens, dass wir es nicht auf eine höhere Schule geschafft haben.« Sosehr die Roth-Zwillinge auch Wert darauf legten, in unterschiedlichen Klassen unterrichtet zu werden, so einheitlich war ihr Lernverhalten: mies eben. Schon als Kinder merkten sie, dass sie unter ihren Möglichkeiten geblieben waren. Mehrmals sind sie ins sechs Kilometer entfernte Weinheim gefahren, dort, wo die weiterführenden Schulen waren. Und hier suchten sie die Gesamtschule auf, in die einige ihrer ehemaligen Klassenkameraden gingen, und setzten sich schließlich zur Probe auf die Stühle ihrer Altersgenossen, an die Pulte, die sie niemals erreichen würden. Auf diese Weise versuchten sie zu verarbeiten, dass es ihnen nicht gelungen war, auf die höhere Schule zu kommen. »Die hatten eben immer nur Sport im Kopf«, sagt Ossi Roth. Wie jeder Vater hätte er es natürlich gern gesehen, wenn seine Söhne das Abitur geschafft hätten. Er besorgte auch Nachhilfestunden für seine Buben. Aber selbst das half nicht weiter. »Die Nachhilfelehrerin hatten wir schnell um den Finger gewickelt«, erzählt Michael. »Wir haben mit ihr Cola getrunken und Kekse gegessen, aber kein bisschen gelernt.« – »Wir haben sie letztlich nicht zum Lernen gezwungen, und wir haben uns über ihr Fortkommen auch niemals große Sorgen gemacht, weil wir wussten, dass etwas aus ihnen wird«, sagt Ossi Roth.

So verbrachten die Roth-Zwillinge ihr Schulleben auf der Martin-Stöhr-Hauptschule in Leutershausen. Und hatten hier ihren Spaß. Uli war bald Schulsprecher, er organisierte Feste und Theaterabende. Und alles war nicht ganz so ernst.

Es geschah nicht oft, aber ab und zu nutzten sie es doch aus, identisch auszusehen. Einmal mussten beide an einem Tag eine Klassenarbeit schreiben, Michael in Musik und Uli in Biologie. Sie kamen auf die Idee zu tauschen, weil sie sich dadurch weniger Arbeit und bessere Noten versprachen. Michael hatte das Thema, das vorkommen sollte, bereits in seiner Klasse bearbeitet. »Aber das ging schrecklich in die Hose«, sagt Uli. Er selbst holte für seinen Bruder zwar die Note Eins bis Zwei heraus. Aber Michael versagte kläglich in Biologie, weil der Lehrer kurzerhand das Thema gewechselt hatte. Das Doppelte-Lottchen-Spiel endete mit einem »Mangelhaft«.

Zwilling zu sein war folglich ein Leid und ein Segen zugleich. Und manchmal war es auch ein bisschen mystisch. Die Kinderkrankheiten wie Keuchhusten, Masern und Windpocken bekamen beide immer im Gleichschritt. Und nicht etwa in den zeitlichen Abständen, wie es die Inkubationszeiten bei Brüdern vermuten ließen, die im gleichen Zimmer wohnen. Wenn der eine erste Masernpustel hatte, konnte der andere davon ausgehen, dieselben Ausschläge innerhalb von maximal zwei Stunden zu haben. Und wenn Michael am Morgen spürte, dass ein Milchzahn wackelte, konnte Uli sicher sein, dass mittags einer seiner Zähne an genau der gleichen Stelle auch wackeln würde. »Und das lag nicht daran, dass ich nachgeholfen habe, weil es für jeden ausgefallenen Zahn von den Eltern eine Prämie von 50 Pfennig gab«, wie Uli erzählt.

Sosehr die beiden Jungen aufeinander fixiert waren, so schnell merkten sie, dass es auch andere interessante Menschen auf dieser Welt gab, und bald galt ihre große Leidenschaft zwei Bereichen: Handball und Mädchen. Sie mochten die Mädels, und die Mädels mochten sie. Sie waren stattliche Jugendliche mit gut trainierten Körpern, und ihr südamerikanischer Einschlag, die schwarzen Haare und die braunen Augen machten sie in Leutershausen bald zu echten Frauenhelden. Und dann auch in Schriesheim, und dann in Weinheim und den anderen Städtchen ringsumher. Die Brüder genossen es, Blickfang zu sein. »Wir haben es ausgelebt, und manchmal haben wir es peinlich überdreht«, sagt Uli.

Michael und Uli Roth – die Kindheit war bestimmt von den Platzkämpfen zu Hause und dem bedingungslosen Zusammenhalt vor der Haustür. Und die Mädchen und später die Frauen gehörten eindeutig zu der Welt da draußen, hier gab es keinen Wettkampf. Kein einziges Mal haben sie sich um ein Mädchen oder eine Frau gestritten – man konnte sich aufeinander verlassen. »Oft hatten wir sogar dieselben Frauen – nacheinander«, sagt Uli Roth. »Wir mögen den gleichen Typ, und wir hatten damals den Eindruck, dass es manchen Frauen egal war, mit wem von uns beiden sie zusammen waren, Hauptsache, es war ein Roth.« Nur einmal gab es etwas Streit. Da bat Uli seinen Bruder, ihn bei einer Freundin zu vertreten, weil er auf eine andere Party gehen wollte. Er sollte sich dabei als Uli ausgeben. Michael stimmte zu, er gab alles. Vielleicht zu viel. Er knutschte mit Ulis Freundin, die zunächst ahnungslos blieb, wer sie an diesem Abend glücklich machte. Dann kam das Wechselspiel ein paar Tage später doch heraus, Uli war seine Freundin los – und danach mächtig sauer auf den forschen Michael.

Mcdaillen, Meisterschaften und die Steffi – der sportliche Aufstieg

Mit den vier Kindern, die fast gleichaltrig waren, herrschte in der Wohnung der Familie Roth stets ein ordentlicher Lärmpegel. Die Zwillinge sorgten schon dafür, dass es niemals Ruhe gab, sobald die Jungen zu

Hause waren. Da waren die Raufereien. Da war zudem die Gewohnheit der Brüder, die Wohnung als eine Art Spielfeld zu betrachten. Dann begannen sie, ernsthaft Sport zu betreiben.

Mit sechs Jahren waren sie zunächst mit ihrem Vater Ossi nach Heidelberg mitgegangen, der in der Universitätsstadt als Basketballtrainer tätig war. Basketball blieb aber eine kurze Episode. Dann probierten es die beiden Jungen mit Fußball. Aber schon mit sieben Jahren kamen die Roths zum Handball, was in Leutershausen nicht erstaunlich ist, weil der kleine Ort als Hochburg des Handballs gilt – so wie Flensburg im Norden, Minden und Gummersbach im Westen und Großwallstadt im Süden Deutschlands. Ein Freund des Vaters war in Leutershausen als Übungsleiter tätig.

Zweimal in der Woche hatten sie nun Training im Verein, und an den restlichen Tagen trainierten sie eben in der Wohnung. Dabei war es durchaus von Vorteil, einen Bruder zu haben, der die gleichen Interessen hatte, der ebenso gut fangen und werfen konnte wie man selbst. Und so passten sich die Jungen die Bälle zu, sie dribbelten und versuchten sich gegenseitig auszuwackeln. »Jede Tür wurde für einen Sprungwurf genutzt«, sagt Ossi Roth.

Anders als in der Schule, wo sie gern in getrennten Klassen waren, spielten die beiden immer in der gleichen Mannschaft: Sie begannen in der E-Jugend der SG Leutershausen, sie schafften es in die D- und C- und schließlich in die B-Jugend. Und dabei wurde ein Mann für sie immer wichtiger, der in Leutershausen als »knallharter Hund« bekannt war. Jürgen Hahn, der Jugendtrainer von Michael und Uli, war einstiger Handballnationalspieler. 1976 waren er und seine Mannschaft bei den Olympischen Spielen in Montreal auf den vierten Platz gekommen. Und dieser Jürgen Hahn war nicht nur ein Freund der Familie, er bimste den beiden Jungen auch ein, dass Handball viel mehr sein kann als ein Spiel: eine Vorbereitung für das ganze Leben, eine Einnahmequelle und vor allem ein Sprungbrett nach oben. »Ihr seid in der Schule die Loser, nutzt den Handball, um mehr aus euch zu machen«, sagte er seinen Schützlingen. »Ihr müsst über den Sport euer Leben bestimmen.« Für Hahn, der zu Hause selbst zwei Töchter hatte, waren die Roths wie Ersatzsöhne.

Und mit seinen Worten traf Hahn durchaus den Nerv der Zwillinge. In den Ferien arbeiteten Michael und Uli oft bei heimischen Handwerksbetrieben, um Geld zu verdienen. Für sie war es immer eine schlimme Vorstellung, in einem dieser Betriebe zu enden.»Wir wollten keine Handwerker werden, zumal uns letztlich dafür auch das Talent gefehlt hat. Viele unserer Freunde verließen allein schon deshalb das Dorf, weil sie auf höhere Schulen gingen«, sagt Uli. »Wir mussten den Sport nutzen, um hier wegzukommen, weil uns klar war, dass unsere berufliche Karriere hier nicht zu Ende sein durfte.« Also trainierten sie, schufteten im Kraftraum oder bolzten Kondition.»Unser Geheimnis war Fleiß: Wir waren nie die talentiertesten Handballer, wir waren nie die muskulären Typen, sondern eher fleischig. Aber wir hatten ein Ziel. Wir trainierten und spielten immer zielorientiert und haben uns dadurch von vielen abgegrenzt, denen später die Mofas, die Partys oder die Freundin wichtiger als der Sport waren«, sagt Uli Roth.»Wir haben uns dämlich trainiert.«

Michael und Uli Roth hatten sich viele Gedanken über die Karrieren von Athleten gemacht: Warum schaffen es einige Talente nach oben und warum andere nicht? Warum können einige Sportler von ihrer Karriere zehren und manche nicht? Jürgen Hahn ist einer der wesentlichen Gründe, weshalb die Roths nach oben gelangten.»Er war schonungslos«, sagt Uli Roth.»Einige Neider sagen über uns, wir hätten einfach Glück gehabt. Das ist falsch, weil wir von Jürgen Hahn gut beraten waren, auf ihn gehört haben und dann konsequent an unseren Defiziten mit sehr viel Disziplin gearbeitet haben.«

Vater Ossi war stolz auf seine Kinder, er schaute sich die meisten Spiele an. Er war aber niemals der Antreiber, keiner dieser typischen Sportlerkinderväter, die ihre Sprösslinge nach vorne peitschen. Als ehemals glanzender Basketballer hatte er es nicht nötig, fehlende eigene Erfolge auf die Karriere der Kinder zu projizieren. Mutter Ursula war auch gern bei den Spielen dabei, verstand aber nicht viel von dem Sport.

In Leutershausen kannte längst jeder die Handball-Brüder. Michael, den Robusten, der als Mittelmann Spielgestalter aller Mannschaften war, und Uli, der als Torjäger auf halblinks oder als Kreisläufer spielte. Bald wurden auch die Trainer der Auswahlmannschaften auf die Zwillinge aufmerksam; und so ging es Stufe für Stufe nach oben und damit raus aus Leutershausen. Zunächst in die Kreisauswahl, danach in die badische Auswahl, dann in die süddeutsche Jugendauswahl. Und schließlich kam ein Sichtungsturnier mit mehreren Auswahlteams aus Südbaden, Nordbaden, Württemberg und Hessen. »Uns war sofort klar, dass es unsere Chance war. Wir mussten an diesem Tag gut sein«, sagt Uli Roth. Es war wie so oft in ihrem Leben, sobald sie aufs Spielfeld liefen: Die Roth-Zwillinge fielen auch an diesem Tag sofort auf. Nicht nur, weil sie gleich aussahen, sie verkörperten auch eine Dominanz auf dem Spielfeld. Sie bildeten einen Doppelpack, der besonders in der Abwehr schwer zu überwinden war. Und im Angriff waren sie eine Achse, die sich beim Werfen im heimischen Kinderzimmer bis zur Perfektion herausgebildet hatte. Michael, der Spielgestalter, warf den Ball an den Kreis. Dort stand Uli. Eine kurze Drehung. Tor.

Und dennoch blieb an diesem Tag eine Ungewissheit, denn das Ergebnis sollte erst einige Tage später in einem Brief mitgeteilt werden. Es waren harte Tage, denn »schlimmer als eine Nicht-Berücksichtigung wäre es für uns gewesen, wenn nur einer nominiert worden wäre. Wir hatten Angst davor, getrennt zu werden. Wir wollten uns untrennbar machen«, sagt Uli Roth. Und dann erhielten sie endlich den Brief vom Deutschen Handballbund: Uli Roth wird Jugend-Nationalspieler, hieß es in diesem, und mit der gleichen Post wurde zu aller Erleichterung auch Michael Roth nominiert. »Damit öffnete sich für uns der Horizont«, sagt Uli Roth. Es ging nach Lübeck zum Länderspiel gegen Norwegen, nach Paris zu Länderspielen gegen Frankreich, insgesamt absolvierte Uli acht und Michael neun Spiele in der deutschen Jugendauswahl. Und dabei waren sie mit den besten jungen Handballern Deutschlands zusammen, mit späteren Weltklassespielern wie Rüdiger Neitzel, Jochen Fraatz oder Martin Schwalb.

Sie schnupperten also schon einmal die Luft der großen Welt. Nach Abschluss der Hauptschule hatte Michael als Verwaltungskraft im Rathaus von Leutershausen anfangen wollen. Kein Problem, dachte er sich, schließlich kannte er in dem Ort genug einflussreiche Leute. »Doch dann bekam ich den ersten Dämpfer«, sagt er. Er wurde abgelehnt. Also sah er sich gezwungen, eine Lehre als Kraftfahrzeugmechaniker zu beginnen. Gar nicht einmal, weil er sich besonders für diesen Beruf interessierte, aber der Autofan glaubte auf diese Weise

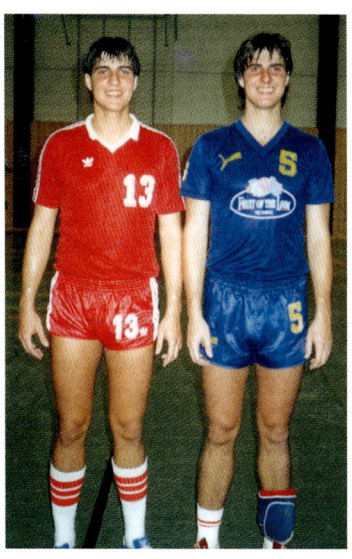

Kontrahenten: Michael (Leutershausen) gegen Uli (Schwabing)

schneller an einen eigenen Wagen zu gelangen. Und Hauptsache, man hatte »irgendetwas in der Hand«.

Uli begann eine klassische Verkäuferlehre bei einem Sportgeschäft in Weinheim. Das passte schon besser, schließlich interessierte er sich für Sport, und er konnte Menschen überzeugen, Dinge zu kaufen, von denen er glaubte, die Leute könnten sie gebrauchen.

Mit achtzehn Jahren spielten die Roth-Brüder schließlich in der ersten Mannschaft der SG Leutershausen, die damals den Sprung von der Regionalliga in die neu geschaffene Zweite Bundesliga schaffte. Wegen ihrer positiven Ausstrahlung und ihres Mannschaftsgeistes waren die beiden Youngster sofort akzeptiert im Team. Und auch die Brüder fühlten sich wohl, selbst wenn »wir uns immer mal wieder wie die Doofbacken von der Hauptschule gefühlt haben«, sagt Uli. Handball war damals vielfach noch ein Studentensport, und deshalb »fuchste es uns«, wenn die anderen vom Studium erzählten und »wir in die Berufsschule mussten. Ein bisschen haben wir uns auch geschämt.« Und wenn die Mitspieler in die Studentenkneipen und Uni-Keller nach Heidelberg zogen, mogelten sich die Zwillinge mit rein. Später flunkerten die Roths manches mal, dass sie zumindest Realschulabschluss hätten, und Uli, der Verkäufer, gab sich großspurig als Außenhandelskaufmann aus.

Aber auf dem Spielfeld waren die Bildungsdefizite schnell vergessen. Schon in ihren ersten Jahren in der Erwachsenenklasse waren sie so gut, dass Bundesligavereine auf sie aufmerksam wurden. Im Frühsommer 1982 unterzeichneten die Roths schließlich einen Vertrag beim Bundesligisten Frisch Auf! Göppingen. Es sollte der erste große Vertrag für sie sein, der Schritt raus aus dem heimischen Milieu: 600 Mark, plus Auto, plus Wohnung. Und das Wichtigste: Sie konnten zusammenbleiben wie die achtzehn Jahre zuvor.

Es war dennoch ein schwerer Entschluss, weil sie sich gegen ihren Heimatverein entscheiden mussten. Mit den Funktionären von Frisch Auf! Göppingen vereinbarten die Zwillinge nach dem Abschluss des Vertrags an einem Samstagabend Stillschweigen, bis sie die Vereinsführung der SG Leutershausen über ihren Abgang informiert hatten. Umso entrüsteter waren die Brüder, als sie am Montagmorgen einen Anruf erhielten, die Stuttgarter Zeitung habe ihren Wechsel nach Göppingen vermeldet. Das werteten die beiden als Wort- und Vertrauensbruch.

Aus Verärgerung über den Göppinger Vorstoß lösten die Zwillinge ihren Vertrag mit Frisch Auf! Göppingen wieder auf. Das war eine harte, eine einschneidende und konsequente Entscheidung. Denn Uli hatte gleichzeitig ein Angebot des Bundesligaaufsteigers MTSV Schwabing erhalten. Ihm kam dabei eine taktische Änderung zupass. Die Sowjetunion war seinerzeit prägend für das Handballspiel in der gesamten Welt. Und deren Trainer bevorzugten nun erstmals Kreisläufer, die nicht wie in Deutschland und überall in der Welt kräftig-muskulös und kompakt gebaut waren, sondern lange Kerle, die auch hohe Anspiele verwerten konnten. Mit 1,96 Meter war Uli ein sehr großer

Kreisläufer, und nun war er mit einem Mal en vogue. Michael indes galt vielen als noch zu unreif, um die wichtige Rolle des Spielgestalters in einem Bundesligaverein ausfüllen zu können. »Etwas neidisch war ich schon«, sagt Michael Roth. »Uli zog in die weite Welt, ich blieb im verträumten Leutershausen zurück.«

Uli war »maßlos enttäuscht« über die Folgen des Göppinger Vertrauensbruchs. Er war jemand, dem es »nur gut geht, wenn es anderen gut geht«. Und nun musste er seinen geliebten Bruder zurücklassen, er sollte sein Alter Ego auf dem Spielfeld verlieren. Bisher war es doch so, dass »ich gejubelt habe, wenn Michael ein Tor geworfen hat, als hätte ich selbst es geworfen. Und ich habe mich geärgert, wenn er danebenwarf, als hätte ich selbst nicht getroffen.« Und das alles war nun vorbei. Andererseits zog es ihn mit Macht nach Schwabing. München. Eine Weltstadt. Er war da angekommen, wo ihn sich sein Handballtrainer Hahn so gern vorgestellt hatte. Er hatte erreicht, was er selbst sich immer als Ziel gesetzt hatte. Sie hatten ihre Lehren beendet, aber nun zählte für sie der Handballsport.

Anfangs war es indes nicht einfach, sich zurechtzufinden neben all den Weltstars. Er hatte Glück, dass sein langjähriger Freund und Mannschaftskamerad Michael Sahm, genannt »Walter«, mit nach München ging.

Der MTSV Schwabing galt als neues Modell für Deutschland. Handball sollte hier als Show aufgezogen werden, das Spiel sollte ein Event sein, das nicht nur in kleinen und mittelgroßen Städten wahrgenommen wird, sondern auch die großen Hallen in den Millionenstädten füllen kann. Die Spieler trugen keine grün-weißen Trainingsanzüge, sondern gelb-blaue, mit Sternen verzierte Designerteile. Und beim Auflaufen der Mannschaft sollten nicht nur die Oberschenkel der Handballer auffallen: Busenwunder Dolly Dollar war dabei, Go-Go-Girls und eine brasilianische Tanzband – es war eben so, wie sich der Deutsche Vereinssport auf amerikanisch vorstellt. Und Uli Roth befand sich mittendrin. Schon nach dem ersten Jahr war er ein zentraler Mann dieser Truppe.

Seine Karriere als Nationalspieler hatte jedoch zunächst eine kleine Delle erlitten. Bei einer Reise der Junioren-Nationalmannschaft nach Israel schoss Uli zunächst zehn Tore, dann aber nach dem eigentlichen Handballspiel ein folgenschweres Eigentor. Er verliebte sich in eine Israelin, die so »wunderschön war«, wie er sagt, dass er nachts über den Balkon eine Etage tiefer zu ihr kletterte. Die Handballer logierten jedoch in einem streng überwachten Kibbuz, und natürlich kam das Fensterln prompt heraus. Trainer Zlatan (mannschaftsinterner Spott: »Satan«) Siric hatte nichts übrig für solch amouröse Trainingseinheiten. Der Deutsche Handballbund suspendierte Uli daraufhin für ein halbes Jahr. Vermutlich kostete ihn die Leidenschaft für das andere Geschlecht und die darauf folgende Sperre seinen Einsatz bei der Handball-Weltmeisterschaft 1982 in Deutschland.

Die Geschichte war indes irgendwann vergessen. Im Oktober 1982 war Uli Roth zunächst zu einem Lehrgang der Junioren-Nationalmannschaft eingeladen, anschließend zu einem Lehrgang der A-Mannschaft. Zum Abschluss des Lehrgangs spielte das Nationalteam in einem Vierländerturnier unter anderem gegen die Tschechoslowakei. Am Abend vor dem Spiel traf Uli zufällig Bundestrainer Simon Schobel auf dem Flur des Hotels. Der Deutsch-Rumäne war stets etwas mysteriös, und er sagte dieses Mal, es könnte sein, »dass ich heute Nacht einen Traum habe«. Mehr nicht. Roth fand das etwas eigenartig, dachte sich aber weiter nichts dabei. Am nächsten Morgen erzählte Simon auf der Mannschaftssitzung, er hätte heute Nacht geträumt, der Uli würde heute sein erstes Länderspiel machen. Und was man träumt, solle man auch in die Wirklichkeit umsetzen. Also absolvierte Uli Roth am 22. Oktober 1982 sein erstes Länderspiel. Er erzielte zwei Tore. Michael und die ganze Familie Roth saßen bei seinem Debüt im Nationaltrikot natürlich auf der Tribüne.

Der ehemalige Bundestrainer Vlado Stenzel nannte Uli Roths Aufstieg zum Nationalspieler »einen Witz«. Das lag daran, dass der lange Kreisläufer polarisierte. Die Süddeutsche Zeitung schrieb einmal: »Er plustert sich gern auf wie ein Pfau, stolziert selbstbewusst durch den gegnerischen Block und versucht so, das Interesse auf sich zu ziehen.« Michael und er hätten »stets durch unsere Lässigkeit provoziert«, sagt Uli. Angst, vor 10 000 Leuten in Kiel zu spielen? Kannten die Roths nicht. In hitzigen Begegnungen aufgepeitschter Hallen einzuknicken? Das gab es nicht. Sie bewegten sich auf dem Spielfeld »wie Sonnenkönige«. Die einen fanden ihre Spielweise deshalb genial, die andern arrogant und pomadig.

Uli Roth war 1982 gerade einmal zwanzig Jahre alt, aber er hatte es bereits an die Spitze des deutschen Handballs geschafft. Schobel nannte Roth »meinen Lieblingsschüler«. »Wir hatten eine gewisse Nähe«, sagt Uli Roth. »Ich habe ihm vertraut, und er hat mir vertraut.« Schobel machte den jungen Mann später sogar zum Mannschaftskapitän, obwohl es im deutschen Auswahlteam so renommierte Spieler wie den Weltklassemann Sepp Wunderlich gab.

Der neue Bundestrainer Schobel setzte auf die erfolgreichen Nachwuchsspieler, dazu kamen nur eine wenige gesetztere Spieler wie Wunderlich und Torhüter Andreas Thiel. Michael und Uli Roth gingen getrennte Wege. Uli spielte in Schwabing, Michael wechselte 1983 zum Bundesligisten TuS Hofweier.

Sie waren räumlich getrennt, aber sie telefonierten miteinander, fast jeden Tag. Es waren meist belanglose Gespräche: »Was machst du, wo bist du, wie läuft's so?« Über Freundinnen oder Gefühle sprachen sie so gut wie nie. »Da waren wir nicht anders als andere Männer. Frauen können stundenlang quatschen. Wir brauchten unseren täglichen Kontakt, aber instinktiv haben wir nie über persönliche Dinge gesprochen«, sagt Michael.

Die großen sportlichen Erfolge konnten sie weiter zusammen feiern, außerhalb ihrer Vereinsmannschaft. In Finnland gewannen sie bei der Junioren-Weltmeisterschaft die Silbermedaille. Uli erzielte siebzehn Tore und zählte zu den herausragenden Spielern. Kurz darauf bestritt auch Michael sein erstes Spiel in der A-Mannschaft des Deutschen Handballbundes.

Und dann fuhren sie 1984 gemeinsam zu den Olympischen Spielen in Los Angeles. Sie hatten Glück, weil sich die Mannschaft ursprünglich bei der B-Weltmeisterschaft in Holland gar nicht für Olympia qualifiziert hatte. Doch dann boykottierte der Ostblock die Spiele in den USA, und die Bundesrepublik rutschte nach. Zu Recht, wie sich später herausstellen sollte. »Wir haben uns in einen Rausch gespielt«, sagt Uli Roth. In der Vorrunde ging kein Spiel verloren, im entscheidenden letzten Gruppenspiel gewann Deutschland gegen Dänemark. Erst im Finale fehlten die Nerven. Beste Torchancen wurden vergeben. Und deshalb verlor die deutsche Mannschaft das Endspiel gegen Jugoslawien mit 17:18. Silber bei Olympia – es sollte für zwei Jahrzehnte der größte Erfolg einer deutschen Nationalmannschaft bleiben.

Uli organisierte im Olympischen Dorf zusammen mit Martin Schwalb und den befreundeten Wasserballern eine legendäre Party für die deutschen Sportler. Am nächsten Tag ging es ins Flugzeug, und die Handballer feierten dort weiter, bis die ersten Sitzkissen flogen und sich Sportler, die weniger gut abgeschnitten hatten, über die lauten Handballer beschwerten. Hätten sie gewusst, was auf sie in Deutschland zukommen würde, hätten sie sich womöglich etwas ausgeruht. Schon am Flughafen gab es das erste Empfangskomitee, von dort ging es mit einem Autokorso durch Leutershausen in die Heinrich-Beck-Halle: Die Roths waren endgültig kleine Könige an der Bergstraße.

Und noch in der gleichen Saison folgte Michael seinem Bruder zum MTSV Schwabing. »Es war ein Fehler«, wie er später feststellen würde. Die Mannschaft setzte auf Weltstars, und der Zweiundzwanzigjährige war zu jung, um dort als Spielmacher akzeptiert zu werden. Und irgendwie kam er auch nicht mit dem Trainer zurecht. So zog er bald weiter zum unterfränkischen TV Großwallstadt und wurde dort sofort Kapitän.

Michael und Uli Roth waren nun feste Größen im deutschen Handball. Uli blieb Kapitän der deutschen Nationalmannschaft. Erst als sein Mentor Simon Schobel nach der verpatzten Weltmeisterschaft 1986 in der Schweiz als Bundestrainer entlassen wurde, machte seine Karriere in der Nationalmannschaft eine mehrmonatige Pause, bis ihn Schobels Nachfolger Petre Ivănescu zurückholte.

Uli Roth absolvierte insgesamt 154 Länderspiele. Bis zur Vereinigung mit der DDR war er Rekordnationalspieler. Michael brachte es auf 44 Länderspiele. Seine Karriere im Nationaldress endete abrupt, als er sich 1987 das Kreuzband im Knie riss. Als er sich nach über einem halben Jahr Verletzungspause wieder fit fühlte, war der Posten des Nationaltrainers neu besetzt. Unter dem neuen Bundestrainer bekam Michael Roth keine Chance mehr.

Zusammen mit ihrem alten Kumpel Martin Schwalb, mit dem Essener Jochen Fraatz, Rückraumschütze Rüdiger Neitzel und Torhüter Andreas Thiel galten sie als eine goldene Generation des deutschen Handballs. Aber diesem Ruf konnten sie kaum jemals gerecht werden.

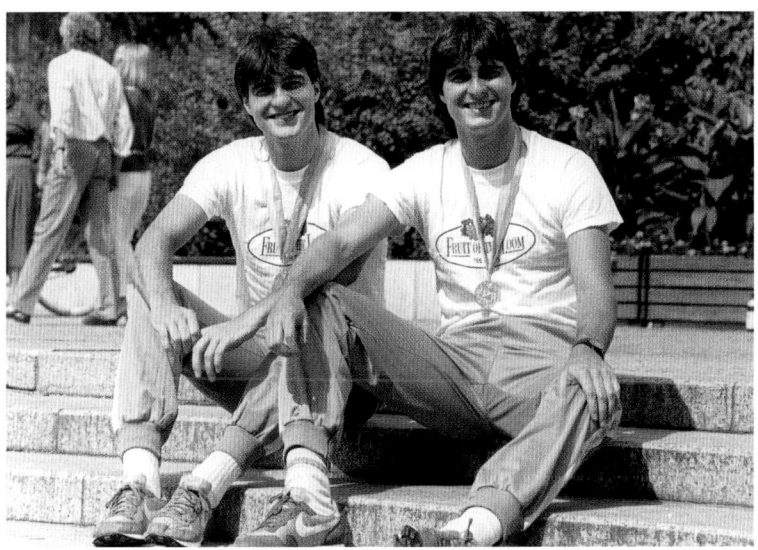

Silber und eine legendäre Party im Olympischen Dorf:
Michael und Uli mit der Medaille 1984 in Los Angeles

»Schobel hatte unsere Mannschaft nach der Silbermedaille für unsterblich erklärt, aber wir waren noch nicht so weit«, sagt Uli Roth. »Rückblickend muss man wohl sagen, dass der frühe Erfolg in Los Angeles für unser Team nicht dienlich war.«

Uli Roths Karriere in der Nationalmannschaft ist vergleichbar mit den Karrieren eines Uwe Seeler oder Lothar Matthäus im Fußball. Dass selbst junge Handballer seinen Namen nicht mehr kennen, sagt viel über den Zustand dieser Sportart in Deutschland aus. Für Uli Roth kam das Ende im Auswahlteam, als die Nationalmannschaft 1989 die B-Weltmeisterschaft in Frankreich ziemlich vergeigte. Eigentlich wollte sich die Mannschaft dort für die nächste A-WM qualifizieren. Stattdessen stieg das Team in die Drittklassigkeit ab. Danach wurde ein neuer Bundestrainer berufen, ein Umbruch folgte, und Uli Roth wurde fortan wie ein Aussätziger behandelt. »Es gab nie eine freundliche Geste oder ein Abschiedsspiel durch den Deutschen Handballbund, das war ein schlimmer Abgang.« Uli Roth hält es für einen schweren Fehler, auf die Erfahrung und die Strahlkraft ehemaliger Nationalspieler zu verzichten.

Als Beweis dafür sieht er den Gewinn der Weltmeisterschaft 2007. Die deutsche Mannschaft habe zwar im eigenen Land den Titel gewonnen, aber von der Euphorie in den Hallen und am Fernseher sei einige Monate später kaum noch etwas übrig geblieben, bemerkt er. Auf diese Weise werde Handball trotz seiner Attraktivität für den Zuschauer niemals aus dem Schatten des Fußballs heraustreten können. Dabei wäre die Vermarktung durch Profis ähnlich wie im Fußball von großem Vorteil.

Uli Roth spielte fünf Jahre in Schwabing. Es waren aufregende Jahre, sportlich erfolgreiche Jahre. Der MTSV Schwabing spielte in der deutschen Spitzenklasse mit, gewann einmal den Pokal und wurde Vizemeister. Aber es war, anders als es sich die Erfinder des Projekts vorgestellt hatten, keine überragende Zeit. Große Titel blieben aus, und letztlich scheiterte man auch an dem Ziel, den Handballsport in der Millionenstadt München als feste Größe zu etablieren. Irgendwann ging den Initiatoren des Modells Schwabing dann das Geld aus.

Eine Szene zeigt beispielhaft, dass die Handballer nie richtig bei den Münchnern angekommen waren. 1986 holte die Mannschaft den Deutschen Pokal, und wie üblich bei solchen Erfolgen gab es einen Empfang beim Oberbürgermeister. Die Handballer, immer ein lustiges Völkchen, gingen danach, so wie es die Fußballer des FC Bayern München vormachten, auf den Balkon des Rathauses und spritzten zum Spaß Champagner nach unten. Doch auf dem riesigen Marienplatz war kein einziger Fan zu sehen, vermutlich wusste sogar niemand, dass an diesem Tag die Handballer des MTSV Schwabing geehrt wurden. Stattdessen fand auf dem Platz eine Messe statt, und als der Pfarrer die jubelnden Handballer auf dem Balkon hörte, rief er nach oben, ob sie nicht mal ein bisschen leiser sein könnten.

Michael Roth konnte in dieser Zeit mit seinem Provinzverein TV Großwallstadt durchaus mithalten. 1986 hätte er mit dem Traditionsklub fast den Europapokal der Pokalsieger gewonnen. Erst in der letzten Sekunde gelang dem Endspielgegner FC Barcelona der entscheidende Treffer zum Pokalgewinn.

Von spezieller Bedeutung waren stets die Spiele in der Bundesliga, in denen die Brüder gegeneinander spielten. Es waren besondere Spiele für sie selbst, aber auch für die Zuschauer und die Medien, die genau beobachteten, wie sich die Zwillinge verhielten. Ein bisschen war es so wie einst in der elterlichen Wohnung in Leutershausen. Michael und Uli waren Konkurrenten, sie schenkten sich nichts. Sie packten zu, foulten einer den anderen, wenn keine weitere Möglichkeit blieb. Und einmal standen sie sich auch Kopf an Kopf gegenüber und pöbelten sich an. Michael und Uli waren Profis: Sie wussten, was die Trainer von ihnen verlangten. Und sie wussten auch, was die Medien wollten: ein bisschen Rabatz, ein bisschen Show. Im Grunde war es aber wie einst auf dem Schulhof. Wenn es wirklich ernst geworden wäre, hätten sie wieder bedingungslos zusammengehalten.

Die gespielte Gegnerschaft dauerte drei Jahre. 1987 folgte Uli seinem Bruder nach Großwallstadt. Jetzt war es wieder wie in der Jugend in Leutershausen und wie in den Spielen der Auswahlmannschaften. Michael passt, Uli fängt. Drehung. Und Tor. »Ich wusste natürlich genau, wie er sich bewegt, wo er den Ball haben möchte«, sagt Michael, und als hervorragender Techniker fiel es ihm nicht schwer, den Ball genau dorthin zu platzieren. 1989 gewannen sie gemeinsam mit dem TV Großwallstadt den Deutschen Pokal.

Michael und Uli genossen es, endlich wieder zusammen in einer Vereinsmannschaft zu spielen. Sie waren wieder die Zwei-Mann-Wand in der Abwehr. Sie galten als »Klopper, und deshalb haben uns die Leute in fremden Hallen gehasst«, sagt Michael. »Handball-Provokateur« nannte die Süddeutsche Zeitung einmal Uli Roth, weil er sich überall einmischte. Legendär waren die Motzereien gegen die Schiedsrichter, auch darin waren die Zwillinge gleich groß. »Der Umgang mit den

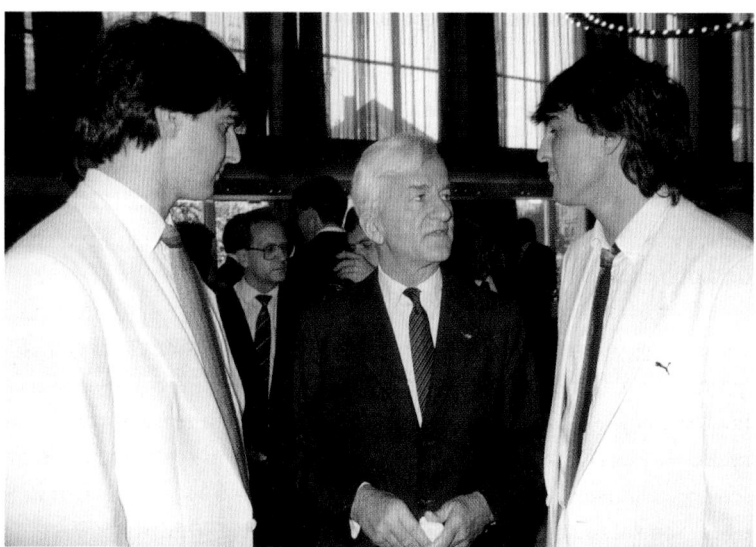

Uli und Michael bei der Ehrung durch Bundespräsident Richard von Weizsäcker mit dem Silbernen Lorbeerblatt: Lohn für die Silbermedaille bei Olympia

Schiedsrichtern war sicherlich nicht unsere Stärke, wir sind oft wegen Meckerns vom Platz geflogen«, sagt Uli.

In Großwallstadt wurden die Roths immer wieder an Freud und Leid des Zwillingsdaseins erinnert. »In der Beurteilung unserer Leistung gab es oft keine Unterschiede«, sagt Uli Roth. Spielte der eine gut, war auch der andere gut. Spielte der eine schlecht, galt dies im Auge vieler Zuschauer ebenso für den anderen. Und die Verwechslungen hörten nicht auf. »Da habe ich in einem Spiel neun Tore geworfen und Michael zwei, aber in der Zeitung steht es genau umgekehrt«, sagt Uli. Oder die Presse zeigte das Bild eines grandiosen Wurfes »von Uli Roth«. In Wirklichkeit war es aber Michael, der auf dem Foto zu sehen ist. Es »verfolgt und ärgert uns bis heute«, sagt Uli Roth, weil es wenig Rücksicht darauf nimmt, wie sehr beide auf ihrer eigenen Identität bestehen. Aber wohl auch, weil es trotz der emotionalen Zuneigung zueinander stets diese kleinen internen Abgrenzungskämpfe gab.

Einmal sorgten die Verwechslungen sogar für einen Skandal. In einem Spiel in Berlin wurde Michael Roth wegen eines Foulspiels des Feldes verwiesen. In Wahrheit hatte aber Uli das Foul begangen. Die Brüder protestierten und machten den Schiedsrichter auf den Fehler aufmerksam. Doch dieser war wie einst der Rektor an der Grundschule: Roth bleibt Roth – es ist gleichgültig, wer bestraft wird. Erst nach Spielschluss wurde der Fehler endgültig aufgeklärt. Ein Verbandsgericht des Handballbunds entschied später, dass das Spiel wiederholt werden musste.

Dann kam die Spielzeit 1989/1990. Es sollte eine besondere Saison beim TV Großwallstadt werden. Es lief nicht sehr gut, es gab Ärger mit dem Trainer und Zwist im Verein. Und dann verknoteten sich noch die beiden Leidenschaften der Roths miteinander: Handball und Frauen. Michael und Uli Roth waren die Blickfänge geblieben, die sie schon als Lausbuben in Leutershausen waren. Nur waren aus den lustigen, schwarzhaarigen Zwillingen nun attraktive Männer geworden. »Wir lieben und wir liebten die Frauen«, sagt Uli Roth, und damit meint er, dass die Roths nichts anbrennen ließen. Und das wusste man natürlich in Großwallstadt. Als es dann nicht richtig rund lief in der Mannschaft, wurde Uli als Sündenbock ausgemacht. Es existierten Gerüchte um angebliche Affären. Frühzeitig gab der Verein bekannt, dass sein Vertrag nicht verlängert würde.

Uli sagte der Mannschaft, dass er den Verein verlassen müsse, gleichzeitig schwor er die Mannschaft ein: Wie immer auch das Verhältnis zum Trainer sei, man würde noch einmal richtig Gas geben und den Titel holen. Und dann gelangte der TV Großwallstadt zur Überraschung der Fachwelt tatsächlich in die Play-off-Runde. Uli lief noch einmal zu großer Form auf, er wollte allen zeigen,»dass es eine Fehlentscheidung war, mich zu entlassen«. Im Halbfinale erzielte er gegen den TBV Lemgo den entscheidenden Treffer aus der Linksaußen-Position – für einen Kreisläufer ein kleines Kunststück. Und zur Krönung der Saison gewann die Mannschaft dann tatsächlich die Deutsche Meisterschaft nach zwei Siegen über den TSV Milbertshofen.

Wer auch immer die Affärengerüchte in Großwallstadt in die Welt gesetzt hatte, die Anziehungskraft der Roths blieb niemandem verborgen. Im Juni 1990 kam das Boulevardblatt Echo der Frau mit einer Enthüllungsgeschichte an den Kiosk: Uli Roth und Steffi Graf sind ein Liebespaar:»Er ist verdammt attraktiv: Uli Roth (28), Handball-Star, 1,96 Meter groß, braune Augen, dunkler Teint. Und er sagt: ›Sie ist eine verdammt attraktive Frau geworden.‹ Uli Roth spricht jedoch nur ungern in aller Öffentlichkeit über unsere Tenniskönigin Steffi Graf (20). Er möchte seine Beziehung zu ihr nicht an die große Glocke hängen. ECHO DER FRAU traf ihn nach dem Meisterschafts-Sieg seiner Mannschaft TV Großwallstadt über TSV Milbertshofen in Elsenfeld (bei Aschaffenburg). Der attraktive Sportler wird von den Fans umlagert. Sichtlich erschöpft rettet er sich in die Kabine. Auch viele weibliche Fans wollen ihn dorthin begleiten, versuchen sein Trikot, seine blaue Hose vom schweißnassen Körper zu ziehen: begehrte Trophäen!«Und dann habe er von seinen gemeinsamen Diskobesuchen in Mannheim erzählt, von der gemeinsamen Verehrung der Popgruppe Simply Red und dass es immer etwas gewas gebe, »was wir zusammen bereden müssen«. Die Gerüchte entstanden, weil Steffi Graf während eines Interviews über Tennis dem Reporter berichtet hatte, dass sie sich jetzt die zweite Halbzeit von Großwallstadt gegen Milbertshofen anschauen werde. In Wahrheit, sagt Uli Roth, sei er ein paar Mal mit Steffi Graf ausgegangen. Mehr sei nicht gewesen, denn Steffi Grafs Vater Peter habe dafür gesorgt, dass »nicht mehr passiert«.

In Wirklichkeit hatte sich Uli Roth im Sommer 1990 eine ganz andere Frau ausgesucht. Bei den Leichtathletik-Europameisterschaften in Split kam Gabi Lippe ins Finale über 100 Meter Hürden, wo sie ausschied und später die Silbermedaille in der 4 x 100-Meter-Staffel gewann. Roth gefielen die Interviews der Schwarzhaarigen, und er sah, wie Gabi Lippe bei der Abschlussfeier mit der deutschen Fahne in der Hand ins Stadion einlief. Als er auch noch erfuhr, dass die Leichtathletin für den benachbarten MTG Mannheim startete, beschloss er, diese junge Frau unbedingt kennenzulernen. Und so geschah es: Er verliebte sich »unsterblich in sie«, wie er sagt – und ein Jahr später war Gabi Lippe seine Ehefrau.

Nach der Deutschen Meisterschaft in Großwallstadt trennten sich die Wege von Michael und Uli wieder. Uli fasste einen weitreichenden Entschluss. Er wollte seine Karriere außerhalb des Sports vorantreiben. Deshalb ging der Neunundzwanzigjährige – gerade erst Deutscher Meister geworden – zurück zur SG Leutershausen. Es war eine Entscheidung, die viele nicht verstehen konnten. So einen Schritt machen Spitzensportler schon mal am Ende der Karriere, wenn ein lokaler Mäzen großzügig wird. Aber im besten Handballalter, mit neunundzwanzig?

Auch Michael wechselte, in die Zweite Liga zum TV Eitra in Osthessen, weil er dort »gut Kohle verdienen« konnte. Es war ein sportlicher Rückschritt, aber es brachte ihn dennoch weiter, wie er sagt. »Ich hatte nun in meinem Bekanntenkreis Doktoren und Unternehmer – Leute, die eine hohe soziale Stellung hatten. Und von denen habe ich mir einiges abgeschaut. So habe ich gehofft und es wohl auch geschafft, meine Bildungsdefizite ein wenig aufzurollen.«

Mit dem siebenundsechzigjährigen Otto Eidt ist Michael Roth bis heute befreundet. Zweieinhalb Jahre blieb Michael dort, dann ging in Eitra das Geld aus.

Bei TUSEM Essen endete seine Bundesligalaufbahn. Anderthalb Jahre spielte Michael dort, vor allem endete hier aber sein Leben als Single. Michael verliebte sich in Eva und sie folgte ihm nach Leutershausen. Zwei Jahre später folgte die Hochzeit.

Zwillinge haben es oft nicht einfach, feste Bindungen einzugehen. Jede neue Liebe wird bisweilen auch ein wenig als Verrat an dem Bruder oder der Schwester verstanden, mit dem oder der man bisher sein Leben geteilt hat. »Wir trauten uns nie recht, unsere neuen Freundinnen zu präsentieren. Wir haben immer gedacht, jetzt steht diese Person zwischen uns«, sagt Michael Roth. Hinzu kam, dass die erfolgreichen Sportler keine Mühe hatten, ihr Dasein als Single auszukosten. Michael: »Wir waren Hingucker – und nutzten das oft aus. Nachdem wir eine Frau angesprochen haben, erzählten wir nur noch dummes Zeug. Dabei amüsierten wir uns, weil uns die Damen einfach den ganzen Blödsinn geglaubt haben. Im Nachhinein weiß ich natürlich, dass dies nicht grandios von uns war.« Zu Hause verfolgten Gaby und Moni, die beiden Schwestern, die jahrelange Brunft ihrer Brüder und deren Abneigung, sich fest binden zu wollen, mit einem gewissen Unverständnis, doch ändern wollten und konnten sie daran auch nichts.

Als Uli Roth dann Gabi Lippe heiratete, war auch Michael bereit, sich nach vielen Jahren der Sturm-und-Drang-Zeit fester zu binden.

Uli hatte noch vier erfolgreiche Handballjahre in Leutershausen. Der kleine Traditionsverein schaffte es mit jungen Nachwuchsleuten immer wieder, mit den großen Klubs der Bundesliga mitzuhalten.

Als Uli und Michael sich in die große Handballwelt aufgemacht hatten, bekamen sie Auto und Wohnung gestellt, dazu etwas mehr als 600 Mark Gehalt. Nach vier Jahren in Schwabing verdiente Uli 3000 Mark, und die Gehälter stiegen stetig. Er hatte lukrative Angebote aus dem Ausland, zog es aber vor, nach Leutershausen zu ziehen, wo er rund ein Drittel weniger bekam. Ganz großes Geld gibt es in der Handball-Bundesliga erst seit Ende der neunziger Jahre zu verdienen. Aber da hatten die Zwillinge ihre Laufbahn längst beendet.

Dafür erlebte Uli Roth einen dieser magischen Momente eines Sportlers, an die man sich erinnert, solange man lebt. Die SG Leutershausen hatte 1992 das Halbfinale der Deutschen Meisterschaft erreicht, was schon eine große Überraschung war. Das erste Spiel dieses Halbfinales hatte die Mannschaft in Essen verloren, dann zu Hause gewonnen, und anschließend ging es wieder nach Essen. Kurz vor Schluss steht es unentschieden, Essen ist im Angriff – und verliert den Ball. Uli zählte für gewöhnlich nicht zu den Spurtstärksten, und Tempogegenstöße waren deshalb nicht seine Sache. Aber in diesem Fall geht er nach vorn. In jedem anderen Spiel wäre er eingeholt worden, aber nicht heute. Und so stürmt er allein auf das Tor von Nationaltorhüter Stefan Hecker zu. Jeder deutsche Torwart wusste natürlich, dass Ulis Lieblingsecke rechts unten war. Also läuft Roth auf Hecker zu und grübelt: Wenn du den reinbringst, sind wir im Finale. Aber der erfahrene Hecker weiß, dass du rechts flach wirfst. Also: Heute ausnahmsweise nicht in die Lieblingsecke werfen, heute einmal alles anders machen. In Bruchteilen von Zehntelsekunden gehen Sportlern solche Gedanken durch den Kopf. Uli Roth knallt den Ball trotzdem rechts unten in die Ecke. Der Ball ist drin. Das Spiel ist aus. Sieg. Finale.

Leutershausen war rot-weiß geschmückt. Es war so etwas wie der Sieg der kleinen Gallier über die Römer: ein Triumph der Tradition über das Geld. Es störte letztlich niemanden mehr in dem Ort, dass die Endspiele gegen die SG Wallau-Massenheim schließlich verloren gingen.

Dort, wo Michael und Uli gemeinsam vor dreizehn Jahren mit dem Hochleistungssport begonnen hatten, beendeten sie dann auch offiziell ihre Karriere. Zu ihrem Abschied spielte in Leutershausen die Olympiamannschaft von 1984 gegen eine Bundesligaauswahl, und es war jeder dabei, der etwas vom Handball verstand und der die Roths kannte, denn alle wussten längst, sagt Michael, »dass es scheppert, wenn wir feiern«.

Das Spiel ist aus, der Kampf geht weiter: Das Leben von Michael und Uli Roth nach der Handballkarriere

Michael und Uli waren noch Kinder, als sie merkten, dass sie neben dem Talent zum Handballspielen noch ein zweites Talent hatten – zu verkaufen. Geschäfte organisieren, Menschen überzeugen und improvisieren, das konnten sie. So hatten sie in Leutershausen als Teenager den Job übernommen, die Bild am Sonntag zu verteilen, und sie überlegten, wie sie damit ohne viel Arbeit möglichst großen Gewinn erzielen konnten. Damals gab es kleine Abschnitte in dem Blatt, und am Sonntagabend schickten die Verkäufer zur Abrechnung die Abschnitte der Zeitungen, die sie nicht losgeworden waren, an die Zwischenhändler zurück. Die Roths schnitten nun aber auch jedem Bekannten, dem sie in Leutershausen die Bild am Sonntag veräußert hatten, die Abschnitte ab. Auf diese Weise sah es so aus, als hätten sie viel weniger Zeitungen verkauft, als es der Wirklichkeit entsprach. Ein hervorragendes Geschäft. Okay, das war ein klein bisschen Betrug. Clever war es indes, die Zuverlässigkeit der Menschen auszunutzen. So stellten die Zwillinge Zeitungskästen im Dorf auf, wo sich die Käufer bedienen konnten, wenn sie dort das Geld für die Zeitung hinterlegt hatten. Das war ein Renner. Später, als sie nach langen Diskonächten nicht mehr jeden Sonntagmorgen früh aufstehen wollten, engagierten sie junge Männer, die für sie gegen ein Honorar Zeitungen an die Haushalte verteilten. So wurden sie schon frühzeitig Unternehmer.

Aufgrund ihres Geschäftssinns konnten sie die ersten Mofas mit selbst verdientem Geld finanzieren. »Auf jeden Fall galt: Was wir einnehmen, wird auch wieder ausgegeben«, erzählt Michael. Sie feierten, führten die Freundinnen zum Essen aus, und so erwarben sich die Roths in und um Leutershausen herum den Ruf, »Lebemänner zu sein«.

Uli, der in solchen geschäftlichen Dingen stets einen Tick schneller war als sein Bruder, erkannte seine Fähigkeit zum Handeln. Er lernte deshalb auch Einzelhandelskaufmann. Und als er als Handballer beim MTSV Schwabing anheuerte, bekam er zugleich einen Job bei der Modefirma Fruit of the Loom. Schnell machte er sich im Einkauf nützlich und war bald Einkäufer-Assistent. Später war er dort als Verkaufsleiter für drei Dutzend Leute verantwortlich.

Als die Brüder Roth anfingen, Handball in der Bundesliga zu spielen, begann sich das Profitum erst allmählich durchzusetzen. Hohe Einkommen konnten allenfalls die Ausländer verdienen, die deutschen Spieler waren entweder Weltklasse und kassierten ordentlich oder sie waren eben vielfach Studenten, die nebenher Geld verdienen mussten. Michael merkte schon in seiner Lehre schnell, dass es ihm leichter fiel, über Autos zu reden als im Blaumann unter ihnen zu liegen. Also verkaufte er als ausgebildeter Kfz-Mechaniker in Autohäusern in Garching und am Starnberger See BMW-Modelle. Später, als er in Großwallstadt spielte, betreute er wichtige Kunden eines Sponsors, dem Kaufhaus Ammerschläger auf der Frankfurter Zeil, und führte sie mit seinem badischen Singsang launig durch das Modegeschäft des Unternehmens.

»Die meisten Menschen in Deutschland legen im Alter von sechzehn bis dreiundzwanzig Jahren die Grundlagen für ihre späteren Karrieren«, sagt Michael Roth. »Wir haben wegen unserer schulischen Defizite erst mit dreiundzwanzig Jahren angefangen, unsere berufliche Laufbahn zu starten.« Dienstleistungen an den Mann zu bringen, das lag ihm, und Reisen mochte er auch, also begann Michael Roth mit Ende zwanzig noch eine weitere Ausbildung, und zwar zum Reiseverkehrskaufmann. In der Berufsschule war er zwar einer der Ältesten und einer der wenigen Männer. Aber gerade dies machte ihm das Fortkommen einfach. Er hatte in der Klasse gleich mehrere Klassenkameradinnen, die sich freiwillig zur Nachhilfe anboten. Später eröffnete er »Roths Reisen«, ein Reisebüro in Leutershausen.

Uli hatte bei Radio Gong in München erste Erfahrungen in der Medienwelt gemacht. Seitdem war ihm klar, dass er in dieser Branche seine Zukunft sah. Zunächst wollte er zum ZDF nach Mainz, und er hatte mit dem Sportchef Dieter Kürten bereits über ein Volontariat gesprochen. Doch diese Ausbildung vertrug sich nicht mit seinem Trainingsplan in Großwallstadt. Also wurde Uli Roth eines Tages bei Radio Primavera vorstellig, einem lokalen Privatsender in Aschaffenburg. Dessen Geschäftsführer, Lothar Steigerwald, ist dieser Moment in Erinnerung geblieben:»Da saß so ein Handballer vor mir und erzählte, dass er sich gut vorstellen könne, in der Promotion zu arbeiten. Er wolle nur angestellt sein, gar nichts verdienen. Man könne später über seine Bezahlung reden, wenn er sich nützlich gemacht habe.« Bald moderierte Uli Roth eine Reisesendung. Und er machte Primavera bekannt, indem er Veranstaltungen organisierte und mit Mikrofon bei Stadtteilfesten auftrat.»In Aschaffenburg ist mir aber auch bewusst geworden, dass ich nicht zum Journalisten tauge«, sagt Uli Roth.»Dazu fehlte mir die Allgemeinbildung, aber nun wusste ich, dass Promotion das ist, was ich wirklich kann.«

Als Achtundzwanzigjähriger war sich Uli Roth nun sicher, was er in Zukunft beruflich machen wollte. Dadurch ging er den Schritt, den viele Kollegen aus der Handball-Bundesliga nicht verstehen konnten, als er als frisch gebackener Deutscher Meister im besten Handballalter, zur SG Leutershausen zurückkehrte.»Meine Bedingung war jedoch, dass ich Privilegien erhielt, etwa nicht zum Vormittagstraining musste, und dass mir der damalige Präsident einen Kontakt zu Radio Regenbogen verschaffte«, sagt Uli Roth.

Und so geschah es. Uli Roth wurde beim Manager des baden-württembergischen Senders, Klaus Schunk, vorstellig und als Promotion-Assistent eingestellt. Und als seine Vorgesetzte schwanger wurde, bekam er den Posten des Promotion-Leiters. Später wurde er Marketingleiter, verantwortlich für ein Dutzend Mitarbeiter. Uli Roth waren die Lücken in seiner Ausbildung bewusst – und er ging auch offensiv damit um. Statistiken und Rechnungen aufzustellen und Schreibarbeiten zu erledigen waren nie seine Stärken. Also suchte er sich Mitarbeiter, die dieses Manko ausfüllen konnten. Mit Rolf Balschbach, einem erfahrenen Musikredakteur, organisierte er Musikveranstaltungen für den Sender, zugleich Stadtfeste und Benefiz-Galas.

Michael hatte zunächst größere Schwierigkeiten, den Abschied aus dem Rampenlicht des Spitzensportlers zu verkraften. Er zog ebenfalls wieder nach Leutershausen, dorthin, wo er sich wohl fühlte und wo seine Familie lebte – aber es war auch der Ort, den er vor über zehn Jahren verlassen hatte, um etwas aus seinem Leben zu machen. Er ging nun wie so viele andere Arbeitnehmer in Deutschland um neun Uhr zur Arbeit, in sein Reisebüro in Leutershausen, machte von 13 bis 15 Uhr Mittagspause und betrat anschließend wieder das Geschäft. Er hatte das Gefühl, dass »jeder bei mir vorbeikam, um zu quatschen«. Zudem lief es zu diesem Zeitpunkt mit seiner künftigen Frau Eva nicht so rund. Sie stammte aus Essen, und »die Leute aus dem Ruhrgebiet sagen frei heraus, was sie denken«, erklärt Michael Roth. »Wir Badener sagen erst mal nichts und reden nur in der Kneipe.« Es war für beide Seiten schwer, sich aneinander zu gewöhnen. Michael rutschte in eine »Identitätskrise«, wie er sagt. Uli gruppierte ständig alle Freunde, Bekannte und Verwandte um sich, er aber wäre auch mal gern allein gewesen, habe sich zurückziehen wollen. Es waren schwere Wochen für ihn – voller Angst, wie es beruflich und familiär weitergehen sollte.

Aber wann immer es dem einen Bruder schlecht ging, war der andere Bruder zur Stelle. Es war ein bisschen wie einst im Handball: Der eine warf dem anderen den Ball zu, und der musste ihn nur noch fangen und verwerten. Radio Regenbogen, wo man inzwischen den Rat von Uli sehr schätzte, gründete zu dieser Zeit einen zweiten Sender. Also stieg Michael dort ein und half mit, das Rhein-Neckar-Odenwald-Radio publik zu machen. »Mir hat in dieser Phase sicherlich geholfen, dass Uli stets einen Touch voraus war und ich mich an ihm orientieren konnte«, sagt Michael Roth. Zusätzlich gründete er mit seinem Freund Dennis Gissel die Promotion-Agentur DeMi. Veranstaltungen, die der Radiosender an andere Firmen vergab, könne man doch genauso gut selbst übernehmen, dachte er sich. Und seitdem veranstaltete er Promotion-Events für Firmen und Konzerte. Irgendwann organisierte seine Firma auch Großveranstaltungen, in Zusammenarbeit mit Ulis Firma Live Act Music, wie zum Beispiel die Auftritte der Pop-gruppe PUR in der Schalke-Arena.

Gleichzeitig bereitete Michael seinen Einstieg ins Trainergeschäft vor. Obwohl er seine eigentliche Spielerkarriere beendet hatte, hängte er noch ein Jahr beim TSV Östringen an, einem ambitionierten Regio-nalligaverein südlich von Mannheim. Zudem leitete er dort das Trai-ning. Es dauerte nicht lange, und Michael Roth galt als Macher im Klub. Er trainierte, organisierte, managte, promotete. Und dann schaffte der gelernte Kraftfahrzeugmechaniker und Reiseverkehrskauf-mann sein Meisterstück als Sportmanager: Er half 2002 wesentlich mit, den TSV Östringen mit dem lange Zeit verfeindeten Nachbarklub TSG Kronau zu fusionieren. Das Ziel der Klubgemeinschaft: Aufstieg in die Handball-Bundesliga. Gleichzeitig arbeitete Roth an einem ehr-geizigen Konzept. Er wollte als Heimmannschaft in die neue SAP-Are-na einziehen, einen 14 500 Zuschauer fassenden Sportpalast im Osten von Mannheim, den der Milliardär Dietmar Hopp und dessen Sohn Daniel projektierte.

Im Sport geht manches schneller und brutaler als im normalen Geschäftsleben. Ein Jahr nach der Fusion war der Aufstieg in die Bun-desliga zwar perfekt – und der Umzug von der Halle in Eppelheim nach Mannheim in die Sportarena vereinbart. Michael Roth sollte sportlicher Direktor werden. Doch erst einmal musste das erste Jahr in der Bundesliga überstanden werden – es war nun ein großer Druck, den Michael spürte. Nach den ersten Spielen war klar geworden, dass es mit dem Klassenerhalt der SG Kronau/Östringen eng werden wür-de. Jedes Spiel war ein kleines Schicksalsspiel. Und erstmals lernte er nun, dass es in seinem Unterleib ein Organ gibt, das Prostata heißt. Nach der Hinrunde erholte er sich auf Fuerteventura, wo er bemerk-te, dass er große Schmerzen beim Wasserlassen hatte. Als er zu Hause im Nachbarort Dossenheim seinen Urologen aufsuchte, stellte dieser fest, dass die Vorsteherdrüse stark geschwollen war – eine »Irritation« der Prostata, wie es der Fachmann nennt, hervorgerufen durch Bakte-rien, vermutlich aber auch stressbedingt. Der Arzt behandelte die Entzündung mit Antibiotika. Und dann passierte das, was das Leben der Menschen so enorm erleichtert. Als der Schmerz wieder weg war, dachte Michael nicht mehr an seine Prostata, und er stürzte sich mit seiner Mannschaft in den Kampf gegen den Abstieg.

Im letzten Spiel der Saison verlor die SG Kronau/Östringen in Schwerin, ein Tor fehlte zum Klassenerhalt. »Es war ein Schock für mich, der erste Abstieg als Trainer«, sagt Michael. »Ich war gnadenlos enttäuscht.« Und nach der Rückkehr kam der zweite Schlag. Kollegen, mit denen er jahrelang vertrauensvoll zusammengearbeitet hatte, stellten nun seine Position infrage. »Menschen, die mir vor vier Wochen noch auf die Schulter geklopft hatten, ließen mich jetzt im Regen stehen. Ich war so ausgelatscht. Ich konnte nicht mehr.« Die persönliche Enttäuschung darüber, jahrelang an einem Projekt gearbeitet zu haben und dann aussortiert zu werden, traf ihn menschlich sehr. Es war aber auch die berufliche Niederlage, die ihm zusetzte. Er hatte viel Arbeit, Zeit, private Entbehrungen investiert – und bekam nun nicht den Lohn dafür. Der Stachel saß so tief, dass Michael Roth nach dem Abschied von Kronau/Östringen ein Jahr Pause vom Sport brauchte. Nun konnte er mit seiner Frau Eva, Tochter Natassja und seinem Sohn Niklas, der 1997 geboren worden war, gemeinsam in den Urlaub fahren, zu Hause ins Schwimmbad gehen. »Das war unsere schönste Familienzeit«, meint Michael.

Uli Roths Leben änderte sich radikal, als er bei Promotion-Auftritten von Radio Regenbogen die Mitglieder der Popgruppe PUR kennenlernte. Nach einer dieser Veranstaltungen lehnte er an einem Abend im Februar 1996 mit seinem Freund Uwe Dittus, einem ehemaligen Fußballprofi des Karlsruher SC, an der Theke eines Hotels, als sie mit Hartmut Engler, Ingo Reidl und Roland Bless ins Gespräch kamen: Sie redeten viel über Sport, etwas über Musik und ein wenig über Promotion. Am nächsten Morgen sagte Dittus zu Roth: »Du bist der richtige Mann als Manager für diese Band.« – »So ein Quatsch«, antwortete Uli Roth. Aber aus der fixen Idee wurde Ernst. Und so traf man sich bald bei einem Fondue-Essen im Hause von Roland Bless, dem Schlagzeuger von PUR, der damals auch so etwas wie der Manager der Band war.

PUR hatten zu diesem Zeitpunkt ihre CD »Abenteuerland« veröffentlicht, eine Ansammlung von Hits, die später die zweithäufigste jemals verkaufte CD in deutscher Sprache werden sollte. Roth erklärte sich beim Fondue zwischen Weißwein und Fleischstücken bereit, die große Open-Air-Tour von PUR zu vermarkten.

Die erste Aktion war gleich spektakulär: Roth verlegte das Heimkonzert der Gruppe von ihrem beschaulichen Bietigheim ins Stuttgarter Daimler-Stadion. Es war eine mutige Entscheidung gegen die Fans und ein bisschen auch eine gegen die Band selbst. Aber es war auch eine Entscheidung für eine professionelle Vermarktung. Jetzt konnten 52 000 Leute PUR sehen, und nicht nur einige Tausend Bietigheimer. Später kamen zu den Konzerten in Düsseldorf und in Schalke noch mehr Fans. Aus der schon erfolgreichen Band wurde endgültig eine nationale Größe. Innerhalb einer Tour sahen eine Million Menschen die Auftritte der fünf Musiker.

Aber Uli Roth musste für seine Doppelbelastung als PUR-Betreuer und Radio-Regenbogen-Mann auch bezahlen. Seine Familie, zu der mittlerweile auch die Töchter Franziska und Magdalena zählten, sah ihn kaum noch. »Manchmal ging ich ans Telefon und wusste im ersten Moment nicht, wem der Anruf galt: PUR oder Radio Regenbogen.« Er musste sich entscheiden. Es war Februar 1997, er war gerade in Basel auf einer Toilette, als der PUR-Sänger Hartmut Engler anrief, Roth müsse jetzt unbedingt ganz als Manager zu ihnen kommen. Zwei Tage später lag ein Vertrag auf seinem Tisch mit einem Festgehalt, »weit weg von den Vorstellungen, die ich jemals hatte«, erzählt Uli Roth. Geld und Abenteuer bei PUR oder Sicherheit und Spaß mit seinen Kollegen bei Radio Regenbogen? Er war ratlos, was er jetzt tun sollte. Stundenlang telefonierte Uli in den folgenden zwei Tagen mit seinem Bruder, dann stand sein Entschluss fest, PUR zu managen.

Michael Roth hatte seine Prostata längst wieder vergessen, und sein Akku war nach der einjährigen Pause wieder voll, als er 2005 sei-

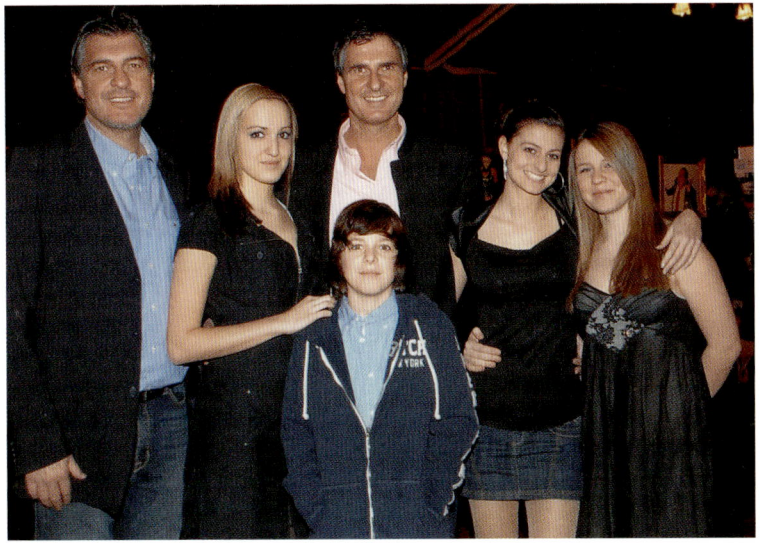

Michael und Uli mit den Kindern Natassja und Niklas,
sowie Franziska und Magdalena

nen neuen Trainerposten beim Bundesligaverein TV Großwallstadt
antrat. Er war »hochmotiviert« und begeistert, an den Ort zurückzu-
kommen, wo er als Spieler seine größten Siege gefeiert hatte. Und in
diesem Ort hatte er nun als Trainer Erfolg. Der nicht gerade üppig fi-
nanzierte Verein etablierte sich in der Bundesliga. Michael Roth brachte ihn erstmals seit sieben Jahren wieder in einen Europacup. Doch so
viel Spaß ihm der neue Job auch machte, so gut wusste er nun, dass es
riskant ist, allein auf das schnelllebige Sportbusiness zu setzen. Und er
war keiner dieser Sportenthusiasten, die nichts anderes in ihrem Kopf
haben als Gespräche über den nächsten Gegner und die Aufstellung
für die kommende Begegnung. Michael Roth suchte auch die Heraus-
forderung außerhalb des Spielfelds. Er machte weiter mit seiner Veranstaltungsagentur DeMi. Und deshalb sah sein Arbeitstag so aus:
morgens zwischen sechs und sieben im Büro, dann die eineinhalbstün-
dige Fahrt zum Training, abends um neun Uhr erst wieder zu Hause.

Seine Termine beim Training musste er oft mit denen seiner DeMi-Veranstaltungen abstimmen, bei denen er glaubte, als Geschäftsführer dabei sein zu müssen. »Man macht das alles und empfindet zunächst keinen Stress, solange alles gut läuft«, sagt er. »Man spürt nur, dass einem drei Dinge fehlen: Zeit, Zeit, Zeit.« In dieser schwierigen Phase konnte sich Michael auf seinen Freund und Geschäftspartner Dennis Gissel verlassen.

Und auch die ersten Rückschläge waren für Michael keine Warnhinweise. In dieser sehr beanspruchenden Zeit kam das Familienleben viel zu kurz, ohne dass es Michael damals bewusst war. In seiner Ehe lief es immer schlechter. Die vielen Termine, die täglichen Fahrten zwischen Großwallstadt und Weinheim, wo die Familie inzwischen wohnte. Er nahm sich ein Appartement in Großwallstadt und erkannte, dass damit das Ende der Beziehung zu seiner Ehefrau praktisch besiegelt war. Und dann verkaufte der Verein 2008 zwei seiner wichtigsten Spieler im Kader. Mit einer jungen Mannschaft konnte er zunächst mithalten, aber es begann eine Niederlagenserie. Michael Roth war lange genug im Profigeschäft, dass er spürte, als sich etwas gegen ihn zusammenbraute. Es ist wie überall im Sport. Die Funktionäre und Manager können mit ihren Personalentscheidungen sehr weit danebenliegen, letztlich hat der Trainer die Konsequenzen dieser Fehlplanungen zu tragen. Michael stellte die Entscheider des TV Großwallstadt zur Rede, bekam aber zuerst nur ausweichende Antworten. Er wollte aber eine Entscheidung herbeiführen und so wurde der Vertrag in beidseitigem Einverständnis nicht verlängert. Man müsse einerseits bereit sein, einiges zu ertragen und einzustecken, auf der anderen Seite »musst du überzeugt sein, ein guter Trainer zu sein«, sagt Michael.

Michael Roth ist davon überzeugt, ein guter Trainer zu sein. Also machte er weiter. Im Januar 2009 gab er bekannt, in der neuen Saison die Bundesliga-Mannschaft der HSG Wetzlar zu übernehmen.

Uli Roth ist inzwischen seit zwölf Jahren Manager von PUR. Mit seinem Partner Günter Liebherr ist er außerdem Geschäftsführer der Live Act Music, einer Firma für Künstler- und Konzertmanagement,

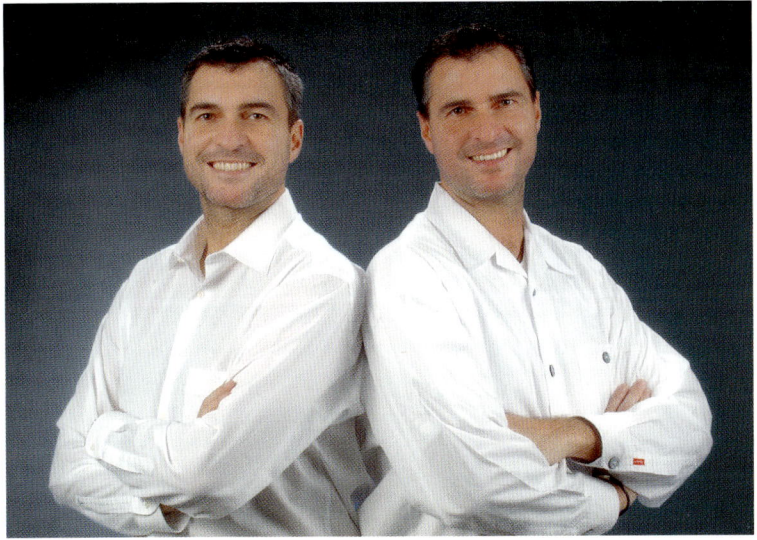

Niemals getrennt:
Michael und Uli nach dem Ende der Handballkarriere

die unter anderem auch die österreichische Rocksängerin Christina Stürmer betreut.

Beim fünfzigsten Hochzeitstag seiner Eltern hält Michael Roth eine Rede, die davon erzählt, wie sein Leben sich schon im Mutterleib an das Leben seines Bruders Uli gekettet hat: »Wenn man da neun Monate im Bauch liegt, geschieht etwas, was dich nicht wieder voneinander loslässt.« Sie haben zusammen Siege und Feste gefeiert, und sie haben zusammen die Niederlagen verarbeitet.

Michael und Uli sagen beide, sie hätten »schöne Zeiten erlebt mit den wohl emotionalsten Momenten, als die eigenen Kinder auf die Welt kamen«. Dennoch zerbrachen ihre Ehen nicht zuletzt an dem beruflichen Stress und dem unruhigen Lebenswandel. Für beide ist das Scheitern ihres Familienlebens die wohl größte Niederlage.

Die Anatomie der Prostata

Die Prostata ist bei gesunden Männern rund 20 Gramm schwer, vergrößert kann sie bis zu 100 Gramm wiegen. Der deutsche Name der Prostata lautet »Vorsteherdrüse« und ist etwas irreführend, weil das recht kompliziert aufgebaute Organ in Wirklichkeit aus dreißig bis vierzig kleinen Drüsen besteht. Sie geben ihr Sekret direkt in die Harnröhre ab, die mitten durch das Sexualorgan läuft. Der Samen-

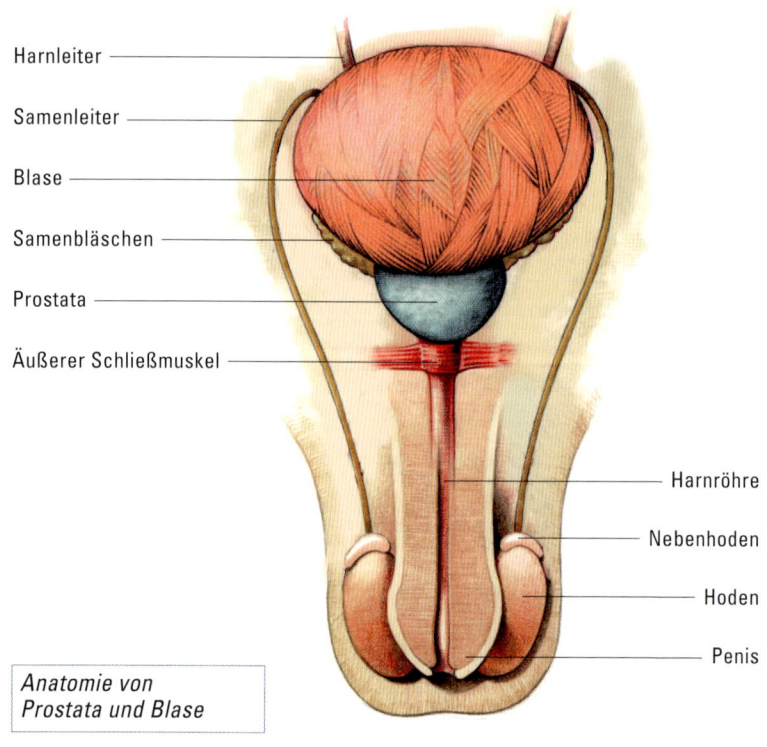

Harnleiter

Samenleiter

Blase

Samenbläschen

Prostata

Äußerer Schließmuskel

Harnröhre

Nebenhoden

Hoden

Penis

*Anatomie von
Prostata und Blase*

leiter führt ebenfalls zur Prostata und mündet dort in die Harnröhre. Ihren Namen hat die Vorsteherdrüse, weil sie direkt vor der Harnblase platziert ist und den Blasenhals als unwillkürlichen Schließmuskel unterstützt. An ihrer Rückseite liegt die Prostata direkt am Mastdarm an, weshalb sie der Urologe mit dem Finger durch den After hindurch ertasten kann. An der Vorderseite wird sie durch das Schambein begrenzt. An ihren Seiten liegen die Erektionsnerven zusammen mit Blutgefäßen, die ebenfalls für die Versteifung des Gliedes von Bedeutung sind.

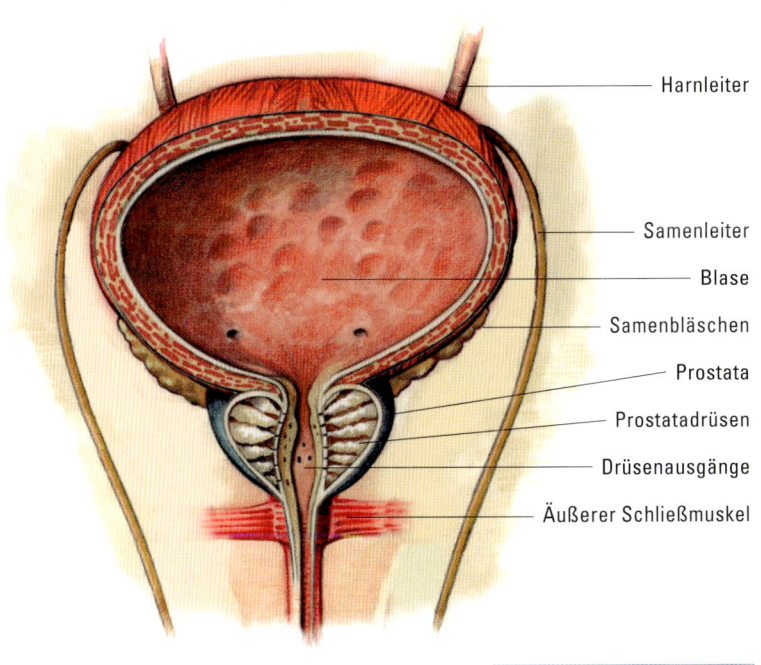

Harnleiter

Samenleiter

Blase

Samenbläschen

Prostata

Prostatadrüsen

Drüsenausgänge

Äußerer Schließmuskel

Querschnitt durch Blase und gesunde Prostata

Die Funktion der Prostata

Die Prostata hat ihre hauptsächliche Funktion beim Liebesspiel. Stimuliert von Nervenzellen beginnen beim Geschlechtsakt unwillkürlich die Drüsen in der Prostata zu arbeiten. Das dort hergestellte Sekret gibt dem Sperma sein milchiges Aussehen sowie seinen speziellen Geruch und Geschmack. Es hat die Aufgabe, den Samen zu verflüssigen. Ein weiterer Inhaltsstoff, das Spermin, soll zudem

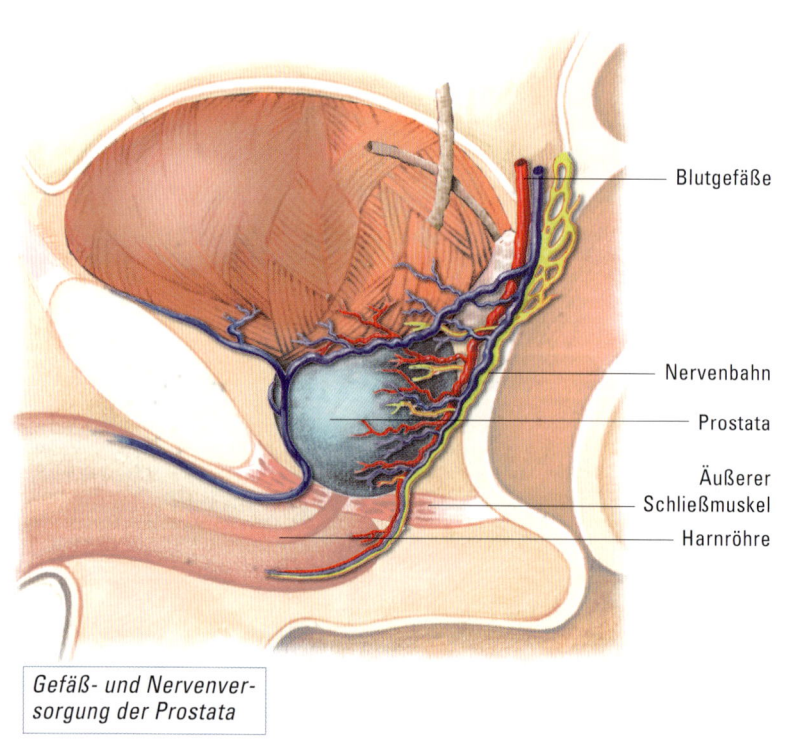

Blutgefäße

Nervenbahn

Prostata

Äußerer
Schließmuskel

Harnröhre

Gefäß- und Nervenversorgung der Prostata

die Erbinformation der Spermien auf ihrem langen Weg zur Eizelle der Frau beschützen. Vor der Ejakulation sorgen die Muskelzellen in der Prostata dafür, dass sich das Drüsensekret mit dem Samen, der aus den Hoden kommt, vermischt und in die Harnröhre gepresst wird. Beim Erguss befördern dann die Muskeln des Beckenbodens und die Schwellkörper im Penis die vermischte Samenflüssigkeit nach draußen.

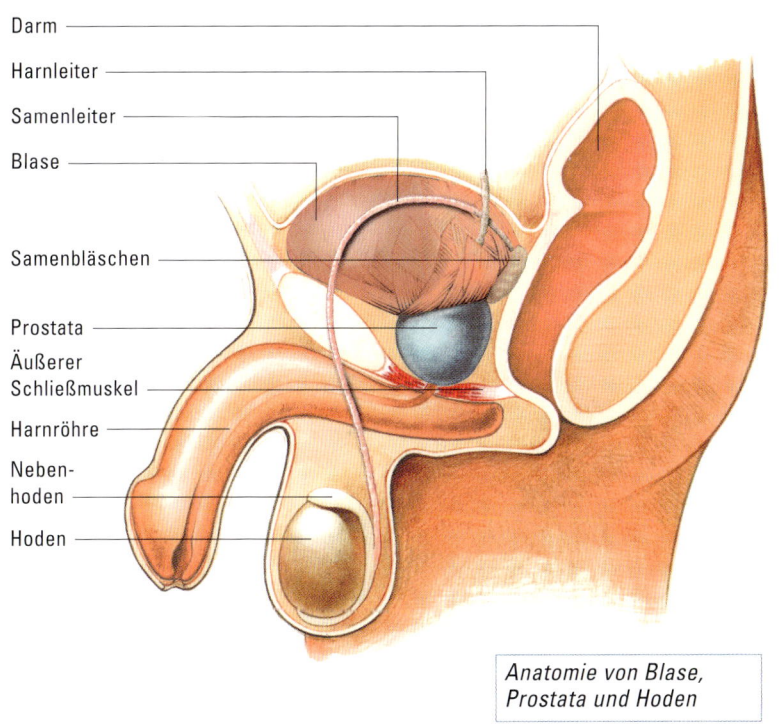

Darm
Harnleiter
Samenleiter
Blase
Samenbläschen
Prostata
Äußerer Schließmuskel
Harnröhre
Nebenhoden
Hoden

Anatomie von Blase, Prostata und Hoden

Die Lage der Prostata

Die Prostata zählt zu den Geschlechtsorganen, sie ist zudem in den Ab-transport des Urin eingebunden. Dieser geht von den Nieren in die Blase. Von dort führen die Harnleiter den Urin weiter durch die Pros-tata in den Penis. Beim Samenerguss soll die Prostata verhindern, dass Urin durchgelassen wird und Sperma in die Blase fließt.

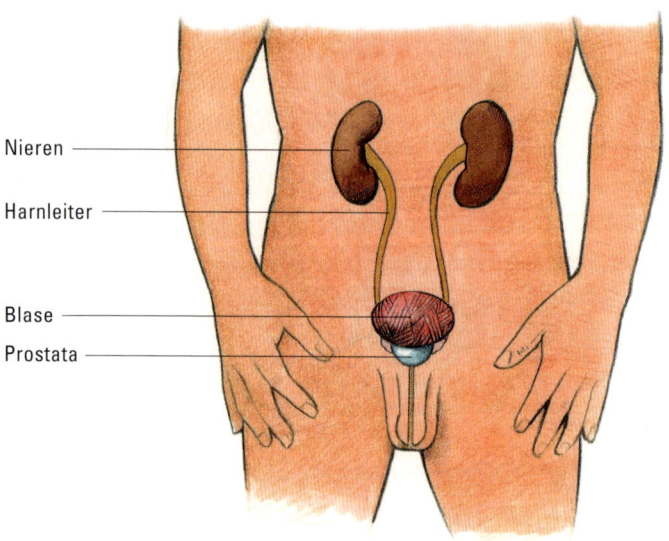

Nieren

Harnleiter

Blase

Prostata

Der Tumor in der Prostata

Tumoren in der Prostata entstehen zu 80 bis 90 Prozent in den äußeren Regionen des Organs. Sie wachsen sehr langsam und breiten sich erst innerhalb der Prostata aus, ehe sie aus der Hülle ausbrechen. Metastasen finden sich dann in Nachbarorganen wie der Harnblase, dem Mastdarm oder in den Knochen. Ab einem Durchmesser von rund sieben Zentimetern kann der Arzt Prostatatumoren, wenn sie günstig liegen, ertasten.

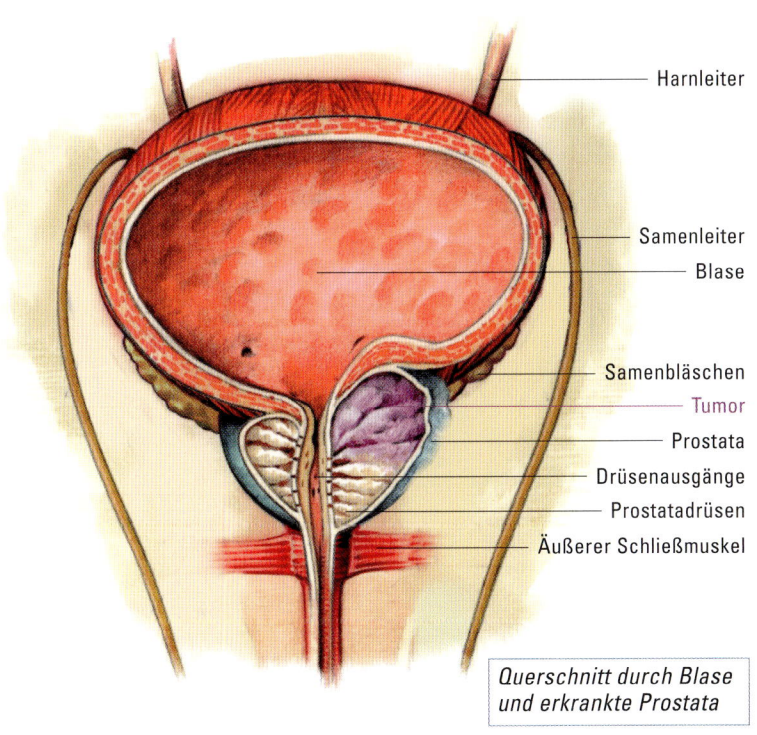

Harnleiter

Samenleiter

Blase

Samenbläschen

Tumor

Prostata

Drüsenausgänge

Prostatadrüsen

Äußerer Schließmuskel

Querschnitt durch Blase und erkrankte Prostata

2

Michael Roth: Diagnose Krebs

Der Schock in Schweinfurt – wie sich das Leben von einem auf den anderen Tag ändern kann

Am 15. April 2009 fuhr Michael Roth von Großwallstadt nach Schweinfurt. Im Leopoldina-Krankenhaus arbeitet Hubert Seggewiß. Der Professor für Kardiologie ist seit einigen Jahren Mannschaftsarzt des TV Großwallstadt, und er ist in dieser Zeit so etwas wie ein Freund von Michael Roth geworden. Der Handballtrainer schätzt die ruhige und gewissenhafte Art von Seggewiß. Er ist keiner dieser Sportärzte, die sich Woche für Woche an den Rand des Spielfeldes setzen, um in der Öffentlichkeit zu stehen und damit ihr Ego zu befriedigen. Und er ist keiner dieser Mediziner, die mit dem Nebenjob im Sport ihren Marktwert und damit den Umsatz ihrer Praxis mehren wollen. Seggewiß ist ein angestellter Chefarzt und hat diese Art der Promotion nicht nötig. Ihm liegt die Gesundheit der Sportler am Herzen. Seit Jahren setzt er sich für umfangreiche kardiologische Untersuchungen von Spitzenathleten ein, um damit plötzliche Zusammenbrüche und Todesfälle zu verhindern.

Seggewiß wiederum schätzt an Roth, dass er ein Trainer ist, der auf den Rat von Experten hört und nicht meint, alles besser zu wissen, wenn es um die Belange ihrer Sportler geht. Und der Mediziner respektiert ihn, weil er als Trainer keiner dieser Schleifer und Selbstdarsteller ist, denen der Erfolg der Mannschaft nur so lange wichtig ist, wie er dem eigenen Ruhm dient. Seggewiß weiß, dass Michael Roth sehr beliebt bei den Spielern ist.

An diesem Tag im April wollte Michael Roth eigentlich nur eine Spiegelung des Magen-Darm-Traktes vornehmen lassen. Bruder Uli hatte ihm dazu geraten, er hatte es auch schon machen lassen. Michael Roth war jetzt siebenundvierzig Jahre alt. Sicher, er hatte etwas an Gewicht zugelegt in den vergangenen Jahren. Aber dann wieder abgenommen. Zwischen Weihnachten und Silvester 2006 hatte Seggewiß ihn das letzte Mal eingehend durchgecheckt. Zusammenfassend schrieb Seggewiß danach in seinem Arztbrief: »Die erfreulicherweise durchgeführte Gewichtsabnahme sollte zumindest stabil gehalten werden, wenn nicht sogar weiter fortgesetzt werden.« Michael rauchte ab und zu mal. Seggewiß' letzter Satz lautete deshalb: »Darüber hinaus würde ich mich natürlich freuen, wenn du deinen – wenn auch geringen – Nikotingebrauch komplett einstellen würdest.« Michael Roth feierte gern, und wie überall im Sport wird dabei viel getrunken. Freunde und Verwandte nannten ihn deshalb »Schorle«, weil sein Lieblingsgetränk Wein gemischt mit Wasser geworden war.

Aber insgesamt war Michael Roth topfit. Für ihn war es eine Selbstverständlichkeit, regelmäßig seinen Körper kontrollieren zu lassen – anders als für viele andere Deutsche, die zwar regelmäßig in die Werkstatt fahren, um ihr Auto durchchecken und Verschleißteile austauschen zu lassen, aber ihren eigenen Leib vernachlässigen. Womöglich hat die verantwortungsvolle Haltung gegenüber dem eigenen Körper mit seiner Vergangenheit als Sportler zu tun. Zu dem Sportler oftmals eine ganz besondere Beziehung haben. Sie wissen, dass Organe und Gliedmaßen ihr Kapital sind. Nur wenn die gesund und gut in Schuss sind, sind sie optimal einsatzfähig. Intensive Pflege und regelmäßige Kontrolle sind für sie deshalb Voraussetzung, um ihren Job ausüben zu können.

Nachdem er seine aktive Karriere als Handballer beendet hatte, war es Michael Roth wichtig geblieben, auf den Zustand seines Körpers zu achten. »Wenn du gern lebst, wenn du den heutigen Tag und auch den nächsten Tag genießen möchtest, dann musst du dich fragen, ob du alles dafür tust, dass es so bleibt«, meint er. »Und wenn du mal auf natürliche Art und Weise abtrittst oder durch einen Unfall oder einen anderen Schicksalsschlag ums Leben kommst, und du schaust von einer Wolke zurück auf die Erde, dann musst du sagen können: ›Eigentlich schade, dass du nicht mehr dabei bist. Aber als du noch gelebt hast, hast du alles gegeben, dass es so bleibt, wie du es dir vorgestellt hast.‹ Als verantwortungsvoller Mensch war es für mich immer wichtig, für andere da zu sein. Für meinen Bruder, für meine Familie, für meine Mannschaft. Das war Teil meiner Zufriedenheit. Aber dazu zählte auch, dass ich nie ignorant gegenüber Krankheiten war, weil ich damit andere womöglich belastet hätte. Ich habe mich schon immer mit ihnen auseinandergesetzt, weil ich nie der Meinung war: Krankheiten interessieren mich nicht, die kriege ich eh nicht.«

Als Michael Roth vor Seggewiß in dessen Klinik saß, erinnerte der ihn an den PSA-Test. Dieser Kontrollwert für Prostatakrebs war bei der letzten Untersuchung leicht erhöht gewesen. Deshalb hatte Seggewiß ihm geraten, bei jeder Routinekontrolle auch diese Untersuchung zur Früherkennung von Tumoren in der Prostata mitmachen zu lassen. Also nahm ihm an diesem Tag eine Krankenschwester Blut ab. Anschließend tastete Dr. Roland Bonfig, der Chefarzt für Urologie, seine Prostata ab. Die Drüse war leicht geschwollen, aber es war nicht besorgniserregend. »Pass auf deine Blutwerte auf«, gab ihm der Urologe noch mit auf dem Weg.

Zurück im Zimmer von Seggewiß wartete Michael Roth auf die Blutwerte. Als die endlich da waren, konnte er schon am Gesicht des Arztes ablesen, dass etwas nicht in Ordnung war. »Michael, das sieht nicht gut aus, wir werden uns bald wieder sehen müssen«, sagte er. Das war »der Moment, in dem in meinem Magen eine Bombe explodiert ist«, sagt Michael Roth. Der PSA-Wert betrug nun 4,01. Mediziner halten 4,00 für den Schwellenwert. Hat ein Mann einen Wert, der darüber liegt, ist die Wahrscheinlichkeit hoch, dass er einen Tumor hat.

Die Diagnose war ein Schock. »Du denkst sofort an den Tod – es ist, als ziehe dir jemand den Stuhl, auf dem du sitzt, unter dem Hintern weg.« Ist es nicht so, dass die Diagnose Krebs für die meisten Menschen immer gleichbedeutend ist mit dem Tod? Zumindest gleichbedeutend mit einer monatelangen Odyssee durch Krankhäuser, mit einem Leben im Rollstuhl oder ausgefallenen Haaren und eingefallenen Wangen? In diesem Fall war es ja nicht einmal so, dass Michael Roth eine Chance gehabt hätte, sich auf diesen Moment vorzubereiten. Er hatte außer seinem PSA-Wert beste Laborwerte, er fühlte sich hervorragend, sah blendend aus, er war voller Tatendrang. »Die Krankheit kam aus dem Nichts«, sagt er.

Es ist ein Übel des Prostatakrebses, dass er sich im Körper versteckt. Er bleibt verborgen und sendet keine Signale aus wie Unwohlsein, Schmerzen, Knoten oder Hautveränderungen. Zwar bekommen die meisten Männer irgendwann Probleme mit ihrer Vorsteherdrüse. Verstärkter Harndrang, Schwierigkeiten beim Wasserlassen und die Unfähigkeit, die Blase ganz zu leeren, sind die Anzeichen. Und dann sind diese Männer, die nachts mehrmals aus dem Bett müssen, die Zielscheibe der Pharma- und Werbeindustrie. Die Firmen bieten eine Vielzahl von Tabletten und homöopathischen Tinkturen an. Das Böse ist: Die bösartigen, die malignen Prostatahyperplasien, die durch Karzinome entstehen, wachsen zunächst fast ausschließlich im äußeren Teil der Prostata. Sie verursachen deshalb erst Probleme beim Urinieren oder Schmerzen beim Geschlechtsverkehr, wenn sie schon relativ groß sind. Ebenso selten sind Blutspuren im Urin oder in der Samenflüssigkeit festzustellen. Wenn sie nicht zur Früherkennung gehen, bemerken die meisten Männer erst dann ihren Krebs, wenn sich Metastasen im Rücken oder in den Knochen festgesetzt haben. Die gutartigen Wucherungen der Prostata, die sogenannten benignen Prostatahyperplasien sind dagegen nervig, aber nicht lebensbedrohlich.

Nachdem ihn Seggewiß über seinen hohen PSA-Wert informiert hatte, saß nun Michael Roth vor dem Urologen Bonfig und hatte einen Tunnelblick. »Ich will alles wissen, die ganze Wahrheit«, sagte er noch. Er hörte sein Gegenüber reden, aber es rauschte an ihm vorbei, er verstand nichts. Als Bonfig geendet hatte zu sprechen, bat ihn Roth, alles noch einmal zu wiederholen.

Gutartige Wucherungen – was haben sie mit Krebs zu tun?

Ein Fernsehnachmittag mit dem ZDF kann ganz schön ernüchternd für älter werdende Männer werden. Für Knoblauchpillen wird dabei geworben, die der allgemeinen Fitness dienen sollen. Oder für Salben gegen Arthrose und Gelenkschmerzen. Vor allem werden immer wieder Mittel gegen den lästigen Harndrang vorgestellt. Extrakte aus Brennnesselwurzeln und Sägezahnpalme, aus Kürbiskernen und Roggenpollen sollen helfen, die nächtlichen Wanderungen aufs WC zu reduzieren.

Grund für den Werbeeifer der Industrie sind die häufigen Veränderungen und Wucherungen in der Prostata. Auch diese Malaise der Herren resultiert aus Zellveränderungen, sie sind aber im Gegensatz zu den Krebszellen gutartig, sie bleiben also auf das Organ beschränkt. Eine Vergrößerung der Prostata, benigne Prostatahyperplasie (BHP) genannt, lässt sich bei rund der Hälfte aller sechzigjährigen Männer und 90 Prozent der über Achtzigjährigen nachweisen. Aber nicht alle Menschen leiden darunter. Da die Wucherungen im Inneren der Prostata beginnen, die die Harnröhre umschließt, kommt es bei vielen Männern zu Schwierigkeiten beim Wasserlassen, medizinisch Miktion genannt.

Die Veränderungen in der Prostata können zwar sehr unangenehm sein, weil die Männer nachts bis zu viermal auf die Toilette müssen, aber selbst die Krankenkassen haben keine genauen Daten, weil sich die meisten Männer mit den rezeptfreien Arzneimitteln selbst therapieren. Laut einer Studie in den Niederlanden mit 80 000 Männern kam es unter tausend Teilnehmern jährlich zu rund fünfzehn Neuerkrankungen, wobei die bis zu Neunundvierzigjährigen nur selten betroffen waren. Die Quote stieg aber stark an, sobald die Probanden älter wurden.

Vermehrter Konsum von Alkohol, Bluthochdruck und Diabetes stehen im Verdacht, das gutartige Prostatasyndrom zu fördern. Bei normalgewichtigen Männern, die regelmäßig Sport treiben, kommen diese Veränderungen jedoch seltener vor.

Bei den harmlosen Wucherungen im Kern der Prostata reichen in der Regel die naturheilkundlichen Mittel durchaus aus, um die nächtlichen Toilettengänge im Halbschlaf zu reduzieren. Allerdings kann der häufigere, aber schwächere Harnfluss die vollständige Entleerung der Blase verhindern und zur Bildung von Restharn führen, der Infektionen fördert. Zu viel Restharn ist zudem gefährlich für die Nieren. Gutartige Prostatavergrößerungen bedürfen spätestens dann der Behandlung, sind aber nicht lebensbedrohlich. Für die Therapie gibt es sogenannte Alpha-Rezeptorenblocker und Alpha-Reduktase-Hemmer, die den Harnfluss lockern und die Prostata wieder schrumpfen lassen. Erst wenn die Harnwege dauerhaft entzündet sind und die Blase überlastet ist, muss ein Urologe eingreifen und die Prostata etwa mit einem Draht ausschaben oder abhobeln.

Schmerzen im Bereich der Prostata deuten also eher nicht auf einen Tumor hin, meist werden sie durch diese benignen Prostatasyndrome hervorgerufen. Mögliche Ursachen können aber auch eine Entzündung in der Prostata, die sogenannte Prostatitis, oder andere nicht-entzündliche Schmerzsyndrome sein, deren Ursache noch weitgehend ungeklärt ist.

Manche Männer bemerken im zunehmenden Alter auch eine Veränderung beim Geschlechtsverkehr. Der Leipziger Buchautor Peter F. Weitzel schreibt etwa:»Ich persönlich bemerkte bei mir seit einigen Jahren, dass mein Sperma trotz heftiger Orgasmen und Kontraktionen nicht mehr aus der Samenröhre geschleudert wurde, sondern nur noch floss. Mein Arzt nahm daran keinen Anstoß. Auch zeigte sich bei mir spürbar weniger Ejakulat je Orgasmus. Damals maß ich dem aber wenig Bedeutung bei, weil ich glaubte, es sei alterbedingt. Heute weiß ich, dass dieser Effekt durch die Blockierung von Ejakulatkanälchen in der Prostata zustande kommt.« Bei Weitzel wurde wenig später Prostatakrebs diagnostiziert. Wissenschaftlich gibt es bisher keine Beweis dafür, dass spürbare Veränderungen beim Orgasmus auf ein Karzinom hindeuten. Womöglich motivieren solche Probleme die Männer jedoch dazu, zum Urologen zu gehen. Indirekt würde die Prostatavergrößerung somit also einen Beitrag zur Früherkennung leisten, wenn der Arzt bei der Untersuchung auch einen PSA-Test macht.

Um die Folgen der vergrößerten Prostata zu mindern, werden Männern, wie erwähnt, bisweilen zur Blockierung eines bestimmten Enzyms sogenannte Alpha-Reduktase-Hemmer verabreicht. Alpha-Rezeptorenblocker vermindern die Spannung der glatten Muskelfasern in der Prostata und befreien auf diese Weise die Harnröhre. Sie werden aber von einigen Männern nicht vertragen, bei denen sie zu Blutdruckabfall und Schwindelgefühlen führen.

Der gebräuchlichste Wirkstoff ist Finasterid. Dieser nimmt Einfluss auf das Testosteron und bremst somit das Gewebewachstum. Eine Zeit lang hatten Mediziner gehofft, dieses Mittel auch einsetzen können, um Prostatakrebs vorzubeugen. In Studien war nämlich festgestellt worden, dass Männer, denen Finasterid verabreicht wurde, seltener einen bösartigen Tumor hatten. Doch die Nebenwirkungen waren zu hoch. Viele Probanden klagten über Störungen der Erektion, über nachlassende Lust auf Sex und andere Nebenwirkungen wie ein Wachstum der Brustdrüsen. Zur kurzfristigen Schrumpfung der Prostata taugt Finasterid. Für den lebenslangen prophylaktischen Einsatz gegen Tumoren hat sich das Arzneimittel nicht durchgesetzt. Es ist dafür auch nicht zugelassen.

Professor Huland, der Operateur der Brüder Roth, empfiehlt statt belastender Pharmazie ganz einfache Dinge, um der Geschwulst weniger Chancen zu geben: »Wenig Fett essen und dafür viel buntes Gemüse. Am besten Paprika, Tomaten, Soja.«

Die schlaue Tat – warum der erste Krebstest so hilfreich war

Bis zum Zeitpunkt seiner Tumordiagnose kannte Michael Roth Krebs, wie man Krebs als Deutscher so kennt. Irgendwie lauert er überall, und immer ist er mit einem Drama verbunden, weil er auch die Starken und die Aktiven trifft. Der Schauspieler Ulrich Mühe, Hauptdarsteller im Oscar-prämierten Film »Das Leben der Anderen« war nach langem Kampf an Magenkrebs gestorben. Beim deutschen Basketball-Nationalspieler Ademola Okulaja entdeckten Ärzte, dass ein Tumor seinen siebten Brustwirbel zerstört hatte. Der deutsche Handball-Nationalspieler Oleg Velyky laboriert seit Jahren an Hautkrebs. Hoffen und Bangen lösten sich ab, geblieben war die Glatze als Nebenwirkung der Chemotherapie. Barbara Rudnik, die Schauspielerin aus München, litt an Brustkrebs und nahm soeben den finalen Kampf auf. Der Theatermacher Christoph Schlingensief hatte ein Buch darüber geschrieben, dass er einen Tumor in der Lunge hat, und er war dabei, sich damit abzufinden, dass nun da »drinnen ein unangenehmer Zeitgenosse lebt. Ein Dreckskerl.«

Krebs ist eine öffentliche Krankheit geworden. Die Krankheit ist ein mediales Ereignis, weil sie so gut für eindringliche Geschichten taugt. Der oftmals verzweifelt geführte Kampf gegen das Böse liefert Dramatik zwischen Leben und Tod. Krebs ist eine Frage der Gerechtigkeit, weil er auch die Privilegierten trifft, die sich alles leisten können und keine Sorgen zu haben scheinen, bis sie ebenfalls von der tödlichen Diagnose getroffen werden. Und Krebs wirft die Frage nach der persönlichen Schuld auf: Sind es nur die Gene oder sind es Umweltfaktoren, die die Tumoren zum Wachsen bringen? Hat man nicht selbst ein klein wenig mit seinem ungesunden Lebenswandel dazu beigetragen, dass sich der Körper nun rächt?

Zur menschlichen Natur gehören die Angst vor Krankheiten und die Sorge um die Gesundheit, zu ihr gehört aber auch das Verdrängen. Krebs haben immer die anderen. Man kann noch so viele tragische Krankengeschichten lesen, die Angst, dass es schon bald einen selbst treffen kann, ist meist schnell wieder verflogen. Und nun saß Michel Roth im Leopoldina und glaubte, gerade eine Art Todesurteil über sich vernommen zu haben. Professor Seggewiß und der Urologe Bonfig wollten später die weiteren Schritte mit ihm bereden. Aber nun sollte er erst noch einmal zu der ursprünglich vorgesehen Magen-Darm-Spiegelung. »Ich bin wie betäubt über die Gänge geschlichen und habe gedacht, was machst du hier eigentlich? Du hattest gerade den schlimmsten Moment deines Lebens, was soll diese Untersuchung noch? Du hast Krebs!«, sagt Michael Roth. Und wie sollte er nun mit dem Krankenhauspersonal umgehen? Er war doch der, der stets gut drauf ist. Jemand, der immer einen Spruch auf den Lippen hat. »Ich bin wie durch eine dichte Nebelwand gelaufen.« Hubert Seggewiß kannte Michael Roth als einen Menschen, der normalerweise nicht gerade ängstlich ist. »Aber hier saß nun jemand, der hatte Angst.«

Und dann kam endlich das abschließende Gespräch mit den beiden Ärzten. Obwohl es statistisch gesehen wenig wahrscheinlich ist, dass ein siebenundvierzigjähriger Mann an Prostatakrebs erkrankt ist, waren sich die beiden Mediziner sicher, dass genau dies trotzdem eingetreten war. Ihr Patient hatte nämlich eine ungewöhnliche Vorgeschichte. Er hatte, ungeachtet seines Alters, bereits mehrere PSA-Tests hinter sich. Gut zehn Jahre zuvor war sein Schwiegervater an einem Prostatatumor erkrankt. Seine Ehefrau Eva hatte aus Angst, dass Michael ein ähnliches Schicksal ereilt, danach darauf gedrängt, dass er zur Vorsorge ging.

Also marschierte Michael Roth schon mit Ende dreißig in die Praxis eines Urologen. »Was wollen Sie denn in Ihrem Alter schon hier? Es ist doch noch viel zu früh«, begrüßte ihn der Arzt. Roth bestand dennoch auf einem Test. Und das war nun sein Glück.

Die Ärzte stellten jetzt fest, dass sein hoher Wert von über vier nicht natürlich sein konnte. Er war im Laufe der Jahre Schritt für Schritt gestiegen. Im Dezember 2006 hatte er noch 3,0 betragen. Im Juni 2008 waren es 3,29 gewesen. Ungewöhnlich war damals schon der Wert der sogenannten freien PSA. Er betrug lediglich 0,4. Das freie PSA ist eine andere molekulare Form, die bei bösartigen Prostataerkrankungen besonders niedrig ausfällt. Wegen der Werte hatten Seggewiß und Bonfig auch auf einer regelmäßigen Kontrolle bestanden. Zudem war auch bei Michaels Vater Ossi Roth vor einigen Jahren ein Prostatatumor diagnosziert worden und daraufhin bestrahlt worden. Die Roth-Zwillinge fühlten sich folglich familiär vorbelastet.

Und nun, im April 2009, hatte Michael Roth einen PSA-Wert von 4,1. Dazu wieder einen freien PSA-Wert von 0,4, was einen Quotienten von 0,097 bedeutete. Die Mediziner errechneten daraus, dass Roth »mit einem Risiko von knapp 50 Prozent« von dem Vorliegen eines Prostatakarzinoms ausgehen müsse. Dazu kam der Tastbefund.

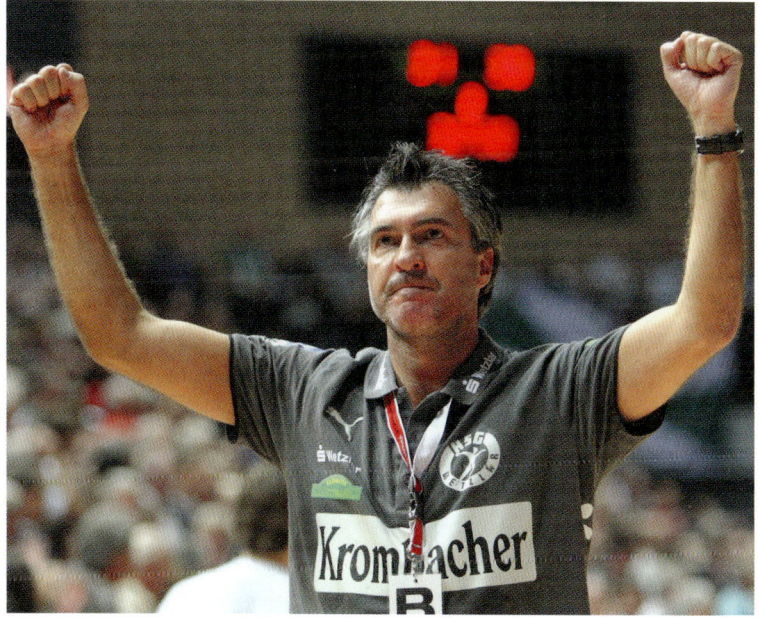

Handballtrainer Michael Roth:
»Um eine Mannschaft zu führen, brauche ich meine ganze Kraft.«

Roland Bonfig hat viel Erfahrung mit Prostataerkrankungen, vor allem aber hatte er schon einmal die Vorsteherdrüse von Michael Roth ertastet, und deshalb wusste er, dass sich das Organ im Vergleich zur letzten Untersuchung verändert hatte. Das allein hätte ihn nicht sonderlich beunruhigt, aber zusammen mit dem niedrigen Quotienten hatte dieser Befund eine stärkere Bedeutung. Bonfig und Seggewiß machten Roth dennoch Mut. Sie erklärten, dass das Untersuchungsergebnis noch nicht viel bedeuten müsse, aber sie rieten ihm auch dringend, eine Prostata-Biopsie vornehmen zu lassen.

Für Mediziner ist dies keine leichte Situation. Zum einen müssen sie mit aller Deutlichkeit auftreten, damit der Patient die Diagnose ernst nimmt und die weiteren Untersuchungsschritte unternimmt. Auf der anderen Seite dürfen sie den Patienten nicht zusätzlich beunruhigen. Denn noch war das Ergebnis nicht eindeutig, und das Wort Krebs löst allein schon große Ängste aus.

Michael Roth stimmte der Biopsie sofort zu. »Für mich stand irgendwie schon fest, dass ich Krebs habe. Aber ich wollte es jetzt ganz genau wissen, und zwar am liebsten sofort«, erinnert er sich. Er hatte das Glück, auf zwei verständige und hilfsbereite Ärzte zu treffen, was im deutschen Gesundheitswesen nicht immer selbstverständlich ist, und so verabredete man sich für Ostermontag erneut in der Klinik.

Als Michael das Krankenhaus verließ, rief er sofort bei Uli an. Es war, als habe sein Zwillingsbruder selbst die Diagnose bekommen. »In diesem Moment wäre es für mich einfacher zu ertragen gewesen, hätte ich selbst soeben erfahren, womöglich ein Prostatakarzinom zu haben«, sagt Uli Roth. »Aber weder Michael noch mir kam in diesem Moment in den Sinn, dass ich als sein nächster Verwandter ebenfalls gefährdet sein könnte.«

Kurz nach der Untersuchung hatten die Brüder mit ihren Kindern und mit Freunden einen Ski-Urlaub geplant, von Donnerstag bis Montag. Bis er aber losfahren konnte, hatte Michael Roth noch ein paar Tage Zeit. Es waren grässliche Tage. »Du grübelst die ganze Zeit. Du surfst im Internet und liest alles Mögliche, aber

statt schlauer zu werden, machst du dich immer verrückter«, erklärt
er. Noch war Michael allein mit seiner Krankheit. Außer Uli wollte er
zunächst niemanden mit der Information über den schrecklichen
Befund belästigen, solange er keine Gewissheit hatte. Zu Hause er-
wähnte er gegenüber seinen Eltern und den Kindern nur beiläufig,
dass er wegen weiterer Untersuchungen demnächst noch einmal
in die Klinik müsse. Der Kurzurlaub sei »zu diesem Zeitpunkt das
Beste gewesen, was mir passieren konnte. Raus aus dem Alltag, eine
ideale Ablenkung. Und ich habe eine Eigenschaft an mir festgestellt,
die mir sehr geholfen hat: Die Verdrängungsmechanismen in mir
haben gegriffen. Ich war wieder gut drauf, und ich behaupte auch, dass
niemand der anderen Urlauber geahnt hat, dass mir eine schlimme
Zeit bevorstehen könnte.«

Der PSA-Test – lebensrettend oder belastende Qual?

Obwohl die Methoden zur Früherkennung des Prostatakrebses einfach und schonend für den Körper sind, haben sie einen sehr schlechten Ruf. Die gesetzlichen Krankenkassen zahlen im Rahmen der Vorsorgeprogramme nur Tastuntersuchungen ab dem vierzigsten Lebensjahr. Und viele Männer scheuen sich davor, sich vom Arzt durch den After die Prostata massieren zu lassen. Die seit mehr als fünfundsiebzig Jahren praktizierte Tastmethode ist zudem nicht sonderlich effektiv, weil selbst der Facharzt nur Tumore erkennen kann, die schon eine gewisse Größe erreicht und in der Prostata bereits fühlbare Veränderungen bewirkt haben. Nehmen gar Allgemeinmediziner den Test vor, die weniger Erfahrung damit haben als Urologen, sinkt der Nutzen weiter.

Weniger als 40 Prozent aller Tumore werden auf diese Weise entdeckt, in manchen Studien wird sogar eine noch schlechtere Erfolgsquote angegeben. Zudem handelt es sich bei über 50 Prozent der so aufgespürten Prostatakarzinome um bereits fortgeschrittene Tumoren mit wesentlich schlechteren Heilungschancen.

Große Hoffnungen setzten Wissenschaftler deshalb in den PSA-Test, eine Blutuntersuchung auf das prostataspezifische Antigen (PSA). Dieses Eiweißmolekül wird von den Zellen der Prostata gebildet. Es hat den Zweck, den Samen zu verflüssigen, und geht in die Blutbahn über. Ein Wert von über vier Nanogramm PSA pro Milliliter Blut gilt als verdächtig, er deutet auf einen Tumor hin. Es gibt Berechnungen, nach denen durch den neuen Früherkennungsmarker der Tumor acht bis zwölf Jahre eher entdeckt wird als bei der Tastmethode.

Doch die PSA-Werte haben einen Nachteil: Sie können stark schwanken. Eine lange Fahrradtour, harte körperliche Arbeit, Geschlechtsverkehr oder Entzündungen in der Blase können das Ergebnis beeinflussen.

Was die Beurteilung für die Mediziner noch schwieriger macht, ist die Tatsache, dass das Überschreiten dieser 4-Nanogramm-Schwelle keine eindeutige Diagnose ist. Es existiert kein auf jeden zutreffender Normalwert. Denn nicht jeder Getestete, der darüber liegt, ist krebskrank. Es gibt durchaus Menschen, für die kann ein PSA-Wert von fünf oder höher normal sein, und diese Menschen können jahrzehntelang hervorragend damit leben. Auf der anderen Seite können Männer, die unterhalb des 4-Nanogramm-Wertes liegen, durchaus einen Prostatatumor haben. Der PSA-Wert liefert deshalb nicht mehr als einen Hinweis, dass womöglich etwas nicht in Ordnung ist. Wie schon bei so vielen Neuheiten in der Diagnose und der Therapie von Krebs, ist auch der PSA-Wert im Laufe der Zeit Opfer enttäuschter Hoffnungen geworden. Der Glaube, mit diesem Tumormarker endlich eine Methode in der Hand zu haben, die eindeutige Ergebnisse für die Früherkennung liefert, aus denen sich dann eindeutige Strategien für die Behandlung von Krebs ableiten lassen, war schnell hinfällig. Und wie so oft in der Medizin, wenn es mehrere unterschiedliche Schulen oder Meinungen gibt, stehen sich die Befürworter und die Gegner der PSA-Messmethode fast feindlich gegenüber.

Generell gilt:

- Bei jedem zehnten Mann mit einem PSA-Wert von eins entwickelt sich zwar auch ein Tumor. Aber die kleinen Karzinome haben in den meisten Fällen keine Auswirkungen auf die Gesundheit.
- Bei einem PSA-Wert zwischen zwei und vier muss jeder vierte Mann mit einem Tumor rechnen. Derzeit gilt aber unter den meisten Urologen die Ansicht, dass dieser Wert noch keinen Anlass für weitergehende Untersuchungen ist.
- Vier von zehn Männern, die einen PSA-Wert zwischen vier und zehn haben, müssen davon ausgehen, ein Prostatakarzinom zu haben, das behandelt werden sollte.
- Steigt der Wert über zehn, haben schon 70 Prozent aller untersuchten Männer einen Tumor, der sich bei weitergehenden Analysen feststellen lässt.
- Bei einem PSA-Wert über zwanzig hat so gut wie jeder Mann Prostatakrebs.

Professor Hartwig Huland, Chef der Hamburger Martini-Klinik, hält den Test trotz »vieler Schwächen« für eine »fantastische Methode, um Prostatakrebs frühzeitig zu erkennen«. Besonders unter den noch relativ jungen Männern wie Michael und Uli Roth, bei denen der Tumor in der Regel schneller und aggressiver wachsen kann als bei älteren Herren, vermag seiner Ansicht nach der Test Leben zu retten oder zumindest viel Lebensqualität zu erhalten.

Gegner des PSA-Tests kritisieren dagegen die Ungenauigkeiten. Diese können dazu führen, dass die Patienten weitere, oft nutzlose, aufwendige und bisweilen gar schmerzhafte Diagnoseverfahren über sich ergehen lassen müssen. In dieser Zeit seien die Männer oft völlig sinnlos einer psychischen Belastung ausgesetzt, weil sie befürchten müssen, Krebs zu haben. Zudem würden auf diese Weise bei älteren Patienten Karzinome entdeckt, die keine Beschwerden verursachen würden und auch nicht lebensbedrohlich seien. Ältere Männer würden dann aus den unterschiedlichsten Ursachen sterben, aber nicht an ihrem Prostatatumor. »Es ist richtig, dass wir bei drei Männern das hässliche Wort Krebs aussprechen müssen und sie mit intensiveren Diagnoseverfahren belästigen müssen, um dann nur bei einem einen Tumor zu finden. Das ist eigentlich unerträglich«, sagt Huland.

Und natürlich gilt auch für den Prostatakrebs: Wann immer eine Krankheit in Deutschland zu einem Massenphänomen geworden ist, lockt es die Geldschneider an. Mediziner, denen primär nicht daran gelegen ist zu heilen, sondern sich die eigenen Taschen zu füllen. Im August 2009 kam heraus, dass einige deutsche Kliniken sogenannte Fangprämien an niedergelassene Ärzte bezahlt hatten. Für jeden Patienten, den sie in Krankenhäuser überwiesen, erhielten die Mediziner eine Prämie – darunter sollen auch Urologen gewesen sein, die Männer zu Prostataoperationen an bestimmte Hospitäler geschickt hatten.

Peter F. Weitzel, der selbst eine Prostatakrebsoperation hinter sich hat, folgert deshalb: »Viele Schulmediziner handeln und behandeln hier aber nicht immer nur zum Wohl des Patienten, denn das Objekt Prostata ist auch ein Milliardenmarkt. So werden unnötige Ängste

geschürt, und es wird viel zu oft, viel zu früh und viel zu massiv thera-
piert. Denn Vorsicht! Wer ohne Vorwissen und unbefangen zur Früh-
erkennungsuntersuchung geht, landet mit ziemlicher Sicherheit ein
bis zwei Jahre später auf dem Operationstisch.«

   Aufklärung darüber, wie zuverlässig der PSA-Test wirklich ist, versprachen sich die Mediziner von einer breit angelegten Untersuchung,
an der 162 000 Männer zwischen fünfundfünfzig und neunundsech-
zig Jahren aus sieben verschiedenen Ländern Europas teilnahmen. Die
eine Hälfte dieser »European Randomized Study of Screening for Prostate Cancer« (ERSPC) nahm regelmäßig einen PSA-Test vor, die andere Hälfte der Testpersonen verzichtete darauf. Das Ergebnis war eindeutig: In der PSA-Gruppe wurden mehr Karzinome entdeckt als in
der nicht getesteten Gruppe. Nur die Interpretationen der Ergebnisse,
die 2009 veröffentlicht wurden, waren widersprüchlich: Um nur einen
Todesfall zu verhindern, so die Rechnung der ERSPC-Wissenschaftler,
müssten sich 1410 Männern regelmäßig testen lassen. Oder anders
ausgedrückt: Lassen sich 10 000 Männer regelmäßig testen, würden

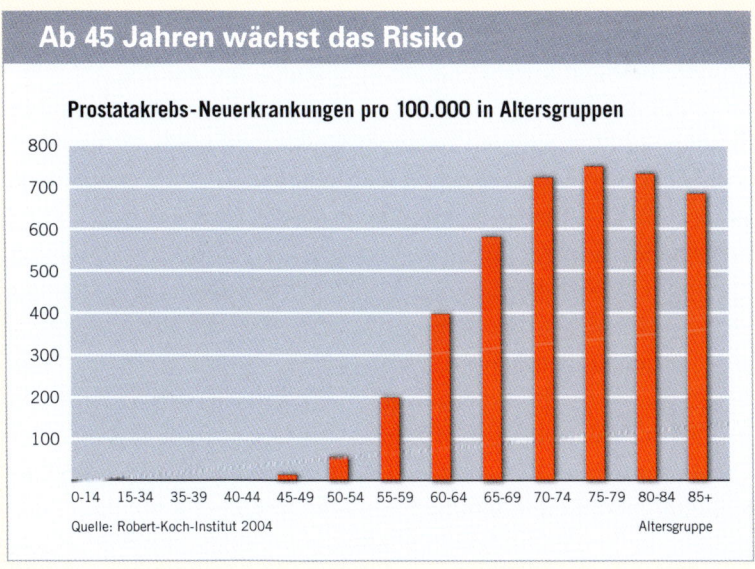

Ab 45 Jahren wächst das Risiko

Prostatakrebs-Neuerkrankungen pro 100.000 in Altersgruppen

Quelle: Robert-Koch-Institut 2004   Altersgruppe

343 Tumorfälle zusätzlich entdeckt. Aber es würden dadurch nur sieben Menschen weniger an Prostatakrebs sterben, 336 Männern würde jedoch die Prostata herausgeschnitten, viele würden unnötigerweise mit belastenden Behandlungen wie der Strahlentherapie traktiert.

Ähnliche Ergebnisse lieferte eine amerikanische Studie, die zwischen 1993 und 2001 durchgeführt wurde. An ihr nahmen 76 000 Männer teil. Der eine Teil ging auch hier zur Krebsvorsorge – entweder PSA-Test oder Tastuntersuchung –, der andere verzichtete darauf. Die Untersuchung verzeichnete zunächst ebenfalls einen erheblichen Anstieg der Krebsfälle in der Gruppe der Vorsorger. Aber nach einer zehnjährigen Nachbeobachtungszeit konnten die Wissenschaftler keinen Unterschied in den Sterberaten verzeichnen. Ob Vorsorge oder nicht – es starb die gleiche Anzahl der Männer.

Selbst die groß angelegten Studien ließen folglich keine eindeutigen Schlüsse zu. Die Deutsche Gesellschaft für Urologie interpretierte sie so, dass es durch einen massenhaften PSA-Test 20 Prozent weniger Krebstote geben würde. Die Deutsche Krebsgesellschaft hielt zur gleichen Zeit fest, dass der PSA-Test für einen flächendeckenden Einsatz nicht geeignet sei.

Ein Problem besteht nämlich auch darin, dass die wissenschaftlichen Massenerhebungen nicht allein die Effektivität von Vorsorgetests erforschten. Vernachlässigt wird in den Interpretationen bisweilen, dass nicht die Ergebnisse der Vorsorgemaßnahmen schlecht waren, sondern die anschließende Behandlung oftmals nicht angemessen war. Auf eine ähnliche Art und Weise geriet auch die Vorsorge des Brustkrebses in Misskredit. Dort waren in erster Linie nicht die Methoden zur Früherkennung von Tumoren schlecht, sondern die Auswertung der Röntgenbilder durch die Mediziner.

Die unbefriedigenden und sich widersprechenden Ergebnisse zum Prostatatest geben vielen Männern eine Rechtfertigung, nicht zur Vorsorge zu gehen. Und den Krankenkassen liefern sie einen Vorwand, den PSA-Test nicht bezahlen zu müssen. Nur die Privatversicherten können ihr Blut kostenlos überprüfen lassen, gesetzlich Versicherte müssen den PSA-Test nämlich in der Regel als sogenannte individuelle Gesundheitsleistung (IGeL) vornehmen lassen. Er kostet sie zwischen 15 und 30 Euro; inklusive der Beratung durch einen Arzt können bis zu 100 Euro fällig werden.

Trotz aller Vorbehalte sprechen sich die meisten Mediziner eindeutig für PSA-Tests aus – allerdings nur, wenn bestimmte Bedingungen erfüllt sind. Die Deutsche Krebsgesellschaft und die Deutsche Gesellschaft für Urologie empfehlen in ihren Leitlinien aus dem Jahr 2002, Männern zwischen dem fünfzigsten und fünfundsiebzigsten Lebensjahr ein Aufklärungsgespräch über den PSA-Test anzubieten. Erst wenn die Patienten umfassend über die möglicherweise negativen Folgen schlechter PSA-Werte informiert sind, sollte dann auch der Test tatsächlich vorgenommen werden. Der Hamburger Prostataexperte Huland rät allen Männern ab fünfundvierzig Jahren, regelmäßig einen Test machen zu lassen. Wenn in der Familie bereits ein Prostatakrebsfall aufgetreten sei, solle man schon mit vierzig Jahren beginnen – und sei es nur deshalb, um wie im Fall der Brüder Roth in späteren Jahren Vergleichswerte vorliegen zu haben. Männer über siebzig Jahren sollten sich genau informieren, ob für sie der Test noch sinnvoll ist.

Für Männer, die bereit sind, sich um ihre Gesundheit zu kümmern, gibt es folglich keinen Grund, auf einen regelmäßigen PSA-Test zu verzichten. 2008 hat die AOK zusammen mit der Universität Bremen und dem Deutschen Krebsinformationsdienst in Heidelberg das Internetprojekt »Früherkennung Prostatakrebs« gestartet. Männer, die den Gang zu ihrem Urologen scheuen, finden dort wichtige Informationen zur Krankheit. Die AOK hat die Vorteile und die Nachteile des PSA-Tests zusammengetragen. Und am Ende kann der Besucher der Website einen Selbsttest machen. Nach ein paar Mausklicks erhält der Mann sein individuelles Ergebnis, ob für ihn ein PSA-Test sinnvoll erscheint oder eher nicht.

Die Gewissheit und der komplizierte Ausstieg aus dem Trainerjob

Direkt nach dem Urlaub, am Ostermontag, wollte sich Michael Roth also zur Biopsie nach Schweinfurt aufmachen. Er hatte Glück gehabt, dass er in Professor Seggewiß einen Arzt hatte, der zwar selbst kein Urologe war, dem er aber voll und ganz vertrauen konnte. Roth hatte auch ihm gleich nach der Tumorverdachtsdiagnose gesagt: »Ich will die Wahrheit wissen. Alles, und zwar ungeschminkt.« Und Seggewiß hatte ihm die Konsequenzen aufgezeigt. Ganz offen und ungeschönt.

Und nun fuhr Michael Roth wieder nach Schweinfurt. Sicher hatte er auch irgendwo gelesen, dass sich nur bei drei von vier Männern die Tumordiagnose nach dem PSA-Test bestätigt, aber er rechnete längst mit dem Schlimmsten. »Man liest dann immer diese zwei Schlagwörter: Impotenz und Inkontinenz. Und ich weiß nicht, was schlimmer ist. Impotenz heißt für mich, dass ich mit keiner Frau mehr schlafen kann und keine Kinder mehr zeugen kann. Inkontinenz bedeutet, dass man seinen Urin nicht mehr halten kann, eine extreme Einschränkung der Lebensqualität. Also lässt man sich beraten, redet mit jedem, der so etwas schon mal hatte. Und dann versucht man sich zu beruhigen und sagt sich, wenn nichts ist, trinken wir drei Flaschen Wein, aber wenn doch etwas ist, dann trinken wir sechs Flaschen Wein.«

Morgens frühstückte Roth noch bei Professor Seggewiß, und dann gingen sie gemeinsam von Seggewiß' Haus quer über die Straße ins Leopoldina. Bei der Biopsie stanzte der Urologe Bonfig mit einer langen Nadel jeweils sechs einen halben Millimeter breite und fünfzehn Millimeter lange zylinderförmige Gewebeproben aus der linken und der rechten Hälfte der Prostata heraus.

Bei dieser Untersuchung habe er erstmals körperlich gespürt, dass sich ein böser Eindringling seines Körpers bemächtigt habe. »Es ist nicht nur die unangenehme, etwas erniedrigende Haltung vor dem Urologen in einem Stuhl wie bei einem Frauenarzt«, sagt Roth, »gegen das blöde Gefühl kann man ankämpfen, indem man sich sagt, dass hier

in einem solchen Stuhl alle Männer gleich sind: der Bundesliga-Hand-
balltrainer genauso wie der Arbeiter am Opel-Fließband oder der Bundespräsident. Und es ist auch nicht der leichte Schmerz beim Einschie-
ßen der Biopsienadel. Aber als ich mir die Gewebeproben angeschaut
habe, die aussahen wie kleine Kaulquappen, da habe ich das erste Mal
richtig begriffen, dass ein Organ in meinem Körper angegriffen ist.«

Die Ergebnisse der Biopsie sollten drei Tage später eintreffen. Bis
dahin nahm Michael Roth seine Arbeit als Trainer wieder auf, am Mitt-
woch dieser Woche fuhr er mit der Mannschaft des TV Großwallstadt
zum Spiel gegen die HSG Nordhorn. Sie verloren knapp, nachts ging es
mit dem Bus zurück. Am nächsten Morgen war das Auslaufen mit der
Mannschaft, danach Mittagessen mit seinem Co-Trainer, um die nächste Begegnung gegen die SG Flensburg-Handewitt vorzubereiten.

Nach dem Essen klingelte das Handy. Hubert Seggewiß war am
Apparat. Er müsse ihm leider sagen, dass »das Schlechte eingetreten«
sei, sagte der Arzt. Die Werte aus dem Labor der Pathologie seien eindeutig gewesen. Im Arztbrief wird später ein nüchterner Satz stehen:
»Insgesamt ergibt sich der Befund eines Prostatakarcinoms. Auf Emp-
fehlung von Herrn Chefarzt Dr. Bonfig sollte eine radikale Prostatektomie durchgeführt werden.« Zu Deutsch: Die Prostata sollte samt
Tumor herausoperiert werden.

Seggewiß, Bonfig und Roth hatten danach in langen Gesprächen
zu zweit, zu dritt, persönlich und am Telefon das weitere Vorgehen
besprochen. Die Mediziner ließen keine Zweifel daran, dass nach diesem Befund und wegen des noch jungen Alters von Michael Roth nur
eine Entfernung der Prostata infrage kommen konnte. Und Michael
hatte stets nur ein Ziel favorisiert: schnell weg mit dem Eindringling,
keine Zeit verlieren, nicht weiter grübeln. Und so verabredete man,
dass Michael Roth schon zwei Wochen später in das Schweinfurter
Leopoldina aufgenommen werden sollte. Bevor jedoch der Eingriff
durchgeführt werden sollte, wollte sich Michael Roth noch eine zweite Meinung einholen. Nach der Biopsie war allerdings schon ziemlich
klar geworden, dass Michael durch die frühe Entdeckung des Tumors

womöglich großes Glück gehabt hatte. Das Karzinom lag eingekapselt in der Prostata, hatte wohl noch keine Metastasen gestreut.

Nachdem er am Telefon seinen endgültigen Krebsbefund erfahren hatte, setzte sich Michael Roth in sein Auto. »Die Nachricht war kein Schock mehr für mich. Auch wenn die Chancen nach den Voruntersuchungen 50 zu 50 gestanden hatten, war für mich längst klar, dass der Tumor mich erwischt hat.« Michael rief wieder Uli an. Der war zu diesem Zeitpunkt in Kitzbühel, wo er mit seinem Businesspartner und Freund den jährlichen Männer-Geschäftsurlaub machte: ausspannen, gut essen und ordentlich trinken, und zwischendurch über die Entwicklung der eigenen Firma nachdenken. Kitzbühel in der Nebensaison war stets ein guter Ort für solche Vorhaben. Als Michael anrief, sagte Uli sofort: »Du kommst jetzt hierher, wir reden über alles und besprechen die nächsten Schritte.« Sein Bruder sei viel überraschter über den Befund der Biopsie gewesen als er selbst, erzählt Michael, »bei ihm war die Hoffnung wohl viel stärker als bei mir, dass sich alles noch im Guten auflöst.«

Doch der »kritischste Moment«, wie Michael Roth es nennt, stand ihm noch bevor. Er telefonierte zunächst mit seinen beiden Schwestern Moni und Gaby und informierte sie über seine Krankheit. Danach fuhr er zu seinen Eltern. Sie leben im Erdgeschoss des Hauses von Uli, am oberen Ortsrand von Leutershausen. Er teilte ihnen die Diagnose mit. Anschließend machte er sich auf nach Weinheim, um den Geburtstag seiner Tochter Natassja zu feiern. Auch Michaels getrennt von ihm lebende Frau und Ulis Ex-Frau waren bei dem kleinen Fest anwesend. Und in diese gute Stimmung platzte nun Michael mit seiner Nachricht vom Prostatatumor. »Am emotionalsten war es für mich, meiner Tochter von der Diagnose zu berichten«, meint Michael Roth, und im Nachhinein, so räumt er ein, sei es »vielleicht ein Fehler gewesen, den engsten Verwandten und den Kindern den Befund auf diese Art und Weise, mitten in die Geburtstagsfeier hinein, mitzuteilen.« Er war nun nicht mehr in der Lage, an diesem Nachmittag heile Welt zu spielen. »Danach haben wir alle geweint«, sagt Tochter Natassja. »Und ich hatte den Eindruck, dass wir noch viel trauriger waren als Papa selbst.«

Ossi Roth sagt, dieser Tag sei »ein Schock« für ihn gewesen. »Mein Sohn war doch noch ein junger Kerl, der will noch etwas erleben. Als ich mit über siebzig Jahren meine Prostata-Diagnose hatte, war das schlimm, aber in dem Alter spielen sexuelle Dinge keine so große Rolle mehr.« Und es kamen sogleich die Gedanken an die eigene Schuld. Er hatte vor nur einigen Jahren einen Prostatatumor gehabt, und nun Michael – hatte er ihm die Gene dieser Krankheit vererbt? »Das hat mich lange Zeit sehr beschäftigt«, sagt der Vater. Erst später habe er sich ein wenig beruhigen können, als ihm ein Urologe erklärt habe, sein Tumor sei ein typisches Alterskarzinom gewesen. Das unterscheide sich sehr deutlich von der Tumorart Michaels.

Auch die beiden Schwestern spürten sofort, wie sich ihr Bruder auf einen Schlag verändert hatte. »Michael war jemand, der für seinen Erfolg gekämpft hat, anders und mehr noch als Uli, dem vieles zugefallen ist«, sagt Schwester Monika. Aber er sei auch »immer ein Lebemann gewesen, es gab kein Fest, dass ohne ihn stattgefunden hätte«, meint Schwester Gaby. »Und nun sah man ihm an, dass ihm die Endlichkeit dieses Lebens von einer Minute auf die andere bewusst geworden war. Die Leichtigkeit war weg.«

Michael Roth hatte den Kampf mit dem Eindringling bereits aufgenommen. Nach der »ersten Phase des Schocks«, erinnert er sich, sei er dann schnell in die zweite Phase gekommen. Die konstruktive Phase, die Zeit der Überlegungen, wie man mit der neuen Situation umgehen soll. »Wir waren ja bisher für die Öffentlichkeit die Sonnyboys«, sagt er, die Kerle, die Erfolg bei Frauen haben und denen das meiste, was sie anpacken, auch gelingt. Nach dem endgültigen Befund, meint Michael Roth, habe sich »dieser Ich-Gedanke« entwickelt. »Ich wollte mit aller Macht die Krankheit besiegen. Und dafür wollte ich natürlich meine Familie und meine Freunde um mich haben und natürlich meinen Zwillingsbruder. Man braucht in dieser Phase kein Mitleid, aber man braucht Zuneigung und viele Gespräche. Man muss sich austauschen. Man will wissen, ob man alles richtig macht. Es soll sich alles nur um einen selbst drehen.«

Für Michael Roth war klar, dass er mit dieser Diagnose nicht auf die Trainerbank zurückkehren würde. Seine Mannschaft machte ohnedies gerade eine schwere Phase durch. Nach einem guten Saisonstart hatte es eine Serie von Niederlagen gegeben. Schon Anfang des Jahres hatte Roth deshalb seinen Abschied aus Großwallstadt bekannt gegeben und seinen Wechsel zur HSG Wetzlar verkündet. »Ich war psychisch nicht mehr bereit, eine Mannschaft zu führen.« Uli Roth sagt, der Moment, als ihn Michael darüber informiert habe, dass er nun keine Mannschaft mehr betreuen könne, habe ihm richtig bewusst gemacht, wie es um ihn steht: »Ich habe ihn immer bewundert, wie er vor viertausend Zuschauern und mehr sein Team dirigiert hat. Trotz der Nachricht über seinen Krebs hatte ich eigentlich gedacht, dass er die Saison zu Ende steht. Als er nun freiwillig darauf verzichtete, wusste ich endgültig, wie schwer ihn der Befund getroffen und wie er ihm im Kern zugesetzt hat.«

Wenige Tage nachdem er die Ergebnisse der Biopsie erfahren hatte, machte sich Roth auf den Weg nach Großwallstadt, an seiner Seite Doktor Seggewiß. Dem Trainer war klar, dass er seiner Mannschaft die Wahrheit sagen musste. Aber in der Öffentlichkeit wollte er jetzt keine Schwäche zeigen. »Ich wollte nicht öffentlich in die Ecke dieser Krebskranken geschoben werden, die überall im Fernsehen und in den Zeitungen auftauchen. Erst recht wollte ich in keiner Rangliste von Sportlern oder ehemaligen Sportlern stehen, die alle den Krebs besiegt haben«, sagt Michael Roth. Noch unangenehmer war ihm die Vorstellung, überall vom Mitleid eingehüllt zu werden: »Zum Beispiel mit meiner Mannschaft nach Lemgo zu fahren, an der Linie des Spielfeldes zu stehen und zu wissen, die Zuschauer da oben sagen zu ihrem Nachbarn: ›Guck mal, der arme Kerl da unten hat Krebs.‹«

Also überlegten sich Michael Roth, der Trainer des TV Großwallstadt, und Hubert Seggewiß, der Mannschaftsarzt, während der Fahrt, welche Formulierungen sie später für die Pressemitteilung wählen sollten. »Wir waren zunächst ziemlich ratlos«, erinnert sich Seggewiß, »weil weder das Wort Karzinom noch das Wort Prostata auftauchen sollte.«

Die Prostata hat etwas mit dem Unterleib zu tun, und auf seinen Unterleib wollte Michael Roth nichts kommen lassen – schließlich zentriert sich dort in den Augen der meisten Männer der Kern ihres Mannseins. Und kann sich jemand vorstellen, wie sich ein Mann im besten Alter fühlen muss, der seit seinem sechsten Lebensjahr als Charmeur und Aufreißer durchs Leben gerauscht ist und nun womöglich das verliert, was ihm stets so wichtig war? »Für Michael wäre es schlimmer gewesen, seine Potenz zu verlieren als seine Wurfhand«, sagt scherzhaft sein Arzt Seggewiß.

Michael Roth wusste, dass er mit Seggewiß den richtigen Mann an seiner Seite hatte. Schon einmal hatte sich der Mediziner in ähnlicher Angelegenheit große Dienste erworben. Im Herbst 2006 hatte Jens Tiedtke, der beste Kreisläufer im Team des TV Großwallstadt, über Kopfschmerzen und Sehstörungen geklagt. Mediziner entdeckten bei Untersuchungen einen Hirntumor. Roth hatte sehr viel Mitgefühl mit dem damals siebenundzwanzigjährigen Nationalspieler entwickelt. Er war deshalb nicht in der Lage gewesen, seiner Mannschaft selbst den Befund ihres Mitspielers mitzuteilen. Seggewiß, der als Arzt natürlich Erfahrung mit solchen Gesprächen besaß, hatte die Aufgabe übernommen, der Mannschaft von der Krebserkrankung zu berichten. Roth konnte nur mit Tränen in den Augen danebenstehen.

Nun aber war die Aufgabe mindestens ebenso schwierig. Nun galt es, den Männern, mit denen man zum Teil vier Jahre lang zusammengearbeitet hatte, mit denen man unendlich viel gemeinsame Busfahrten zu den Auswärtsspielen unternommen, mit denen man Siege gefeiert und Niederlagen erlitten hatte, zu sagen, dass er selbst schwer krank sei und sein Amt sofort niederlegen würde. »Die Mannschaft war total geschockt«, sagt Seggewiß, »an diesem Tag hat man erkannt, wie beliebt Michael unter den Spielern war.« Und noch erstaunlicher war: Von der Ankündigung vor dem Team drang nichts nach außen. »Großwallstadt ist wie eine Familie«, sagt Seggewiß, »wenn jemand ein großes Problem hat, hält man zusammen.«

Kranksein – ein Männertabu

»Frauen betreiben Vorsorgemedizin – Männer Reparaturmedizin«, dieser Satz steht als Überschrift über dem Katalog an Angeboten des Hamburger Urologen Frank Sommer. Seit 2005 leitet der Professor Deutschlands bisher einzigen Lehrstuhl für Männergesundheit am Hamburger Universitätskrankenhaus Eppendorf (UKE). Jahrhundertelang war es selbstverständlich, dass es zwar eine spezielle Heilkunde für Frauen gab – aber eine entsprechende Fachrichtung, die sich nur an Männer richtete, existierte nicht.

Das hat einen schlichten Grund: Es gibt nur zwei Sorten von Männern – eine kleine Gruppe von Hypochondern, die beim geringsten Kratzen im Hals das Große Medizinbuch aus dem Regal holen und am nächsten Tag mit einer vorgefassten Diagnose durch die Drehtür der Arztpraxis hasten. Und es gibt die große Gruppe der Verdränger. Das sind diejenigen, die glauben, keine ärztliche Hilfe zu benötigen, in Wahrheit aber Angst vor den möglichen Konsequenzen der Diagnose haben, weil sie stets mit dem Schlimmsten rechnen. Oder diejenigen, die glauben, sie seien so stark und so unangreifbar, dass Kranksein immer nur für andere gilt. Oder die trotz Schmerzen im Kopf oder einem Ziehen in der Brust weiterarbeiten, weil sie sich für unverzichtbar im Beruf halten.

Und wenn Kranksein schon verpönt ist, braucht man auch gar nicht erst zur Vorsorge zu gehen. Das Berliner Robert-Koch-Institut beklagt deshalb in seinem Gesundheitsbericht für die Bundesregierung die mangelhafte Gesundheitsvorsorge der männlichen Bevölkerung: »So nehmen insbesondere Frauen bis zum Alter von fünfzig Jahren die Möglichkeiten zur Krebsfrüherkennung zu über 50 Prozent wahr, die Beteiligung erreicht teilweise fast 65 Prozent … Bei Männern überschreitet die Inanspruchnahme von Krebsfrüherkennungsmaßnahmen erst nach dem sechzigsten Lebensjahr die 20-Prozent-Marke. Auch gesundheitsfördernde Präventionskurse der Krankenkassen nehmen Männer weit weniger wahr als Frauen.«

Schwachsein ist für Männer tabu. Und als gäbe es die Steigerungsform von tabu, sprechen sie über einige Körperregionen besonders ungern. Dazu zählt beim Mann in erster Linie all das, was zwischen den Lenden platziert ist – zumindest dann, wenn damit etwas nicht in Ordnung ist. So leiden nach Schätzungen viele hunderttausend Deutsche an einer erektilen Dysfunktion. Das heißt: Ihr Schwellkörper hat seinen Dienst weitgehend eingestellt. Obwohl viele Fälle organische Ursachen haben und leicht abzustellen wären, akzeptieren Männer lieber ihren Rückzug aus dem Sexleben, als sich von profunder Hilfe unter die Arme greifen zu lassen. Oder sie bedienen sich klammheimlich übers Internet oder über einschlägige Zeitschriften mit Hilfsmitteln, die sie über einen grauen Gesundheitsmarkt beziehen.

Männer und Frauen haben unterschiedliche Beziehungen zu ihrem Körper. Männer trinken mehr, sie rauchen mehr, sie sind – relativ betrachtet – dicker, und sie sind häufiger an Unfällen beteiligt. Diese Risikobereitschaft, den eigenen Körper als große Müllverbrennungsanlage zu betrachten, korreliert mit einer abenteuerlichen Sorglosigkeit. Es gibt Untersuchungen, die besagen, dass Männer einen Arztbesuch doppelt so lange hinauszögern wie Frauen. Während Frauen, wenn sie Blut im Urin entdecken, bereits Stunden später den Arzt aufsuchen, brauchen Männer im Durchschnitt rund zehn Tage, bis sie mit diesem eindeutigen Signal für eine Krankheit in einer Praxis vorsprechen.

In einem weiteren Bericht für die Bundesregierung über geschlechtsspezifische Unterschiede in Gesundheitsfragen fasste das Berliner Robert-Koch-Institut zusammen: »Während die gesundheitlichen Bedürfnisse von Frauen in den letzten dreißig Jahren von der Frauengesundheitsforschung und der Frauengesundheitsbewegung bereits thematisiert wurden, gilt dies nicht für die Gruppe der Männer. Erst in letzter Zeit gibt es einige wenige Ansätze, die gesundheitlichen Probleme von Männern zu thematisieren.«

Für Männer ist der Körper das Mittel zum Zweck geblieben. Wie in der Urzeit, als es darum ging, Tiere zu jagen und Feinde abzuwehren, ist der Körper das Instrument, um ein bestimmtes Ziel zu erreichen. Und dabei tunen die Kerle ihre Muskeln und tun so, als habe es die Erfindung des Autos, der Maschine oder des Computers nie gegeben.

Besonders eindrucksvoll ist dieses Effektivitätsdenken des angeblich starken Geschlechts bei Vierzigjährigen zu beobachten – die also in einem Alter sind, in dem früher die Männer bereits zu alten Herren wurden. »Wir haben doch gar nicht das Gefühl, dass wir älter werden«, sagt Michael Roth, »deswegen wollen wir auch nicht einsehen, dass wir älter werden.«

Und deshalb ziehen die Männer mit den angegrauten Schläfen und dem dünner werdenden Haar Sneakers vom Sportausrüster an, tragen zerrissene Jeans und Hemden des Lieblings-Fußballvereins und fangen wieder an, Sport zu treiben. Oftmals so, als würde es keine biologischen Grenzen geben und als habe auch die Phase der rapiden Gewichtszunahme nach der Eheschließung niemals stattgefunden. Jeder Dauerlauf wird dann zu einem Wettkampf, jeder Fitnessstudiobesuch zu einer Art Religion.

Professor Frank Sommer hat mit seiner »Männergesundheitssprechstunde« am Hamburger UKE auf die typisch männliche Handlungsweise reagiert. Er bietet den Kunden einen Mix aus Gesundheitsvorsorge und »Lebensstilberatung« an. Dazu zählt auch die Aufklärung über Erektionsstörungen, weil ein schlaffer Penis nicht nur die Lebensqualität und die Partnerschaft gefährden kann. Ein nicht funktionierender Schwellkörper kann auch ein wichtiger Hinweis für andere Krankheiten sein, etwa des Herz-Kreislauf-Systems. Denn, so resümiert Sommer: »Die Funktion des männlichen Gliedes ist die Antenne des Herzens.«

Die Entscheidung darüber, wer den Eindringling wegoperieren soll

Am 16. April 2009 gab der TV Großwallstadt eine Pressemitteilung heraus. Darin hieß es: »Wegen eines operativen Eingriffs der Harnwege wird der Trainer Michael Roth voraussichtlich die nächsten vier Wochen nicht zur Verfügung stehen.«

Diese Ausrede mit der Operation war »irgendwie nicht die Wahrheit, aber es war ja auch nicht richtig falsch«, sagt Hubert Seggewiß. Für Michael war indes deutlich geworden, dass er in vier Wochen nicht wieder in der Sporthalle stehen würde. Für ihn war die Saison und damit das Kapitel Großwallstadt endgültig beendet. »Für mich stand fest, ich musste abtauchen. Und zwar sofort. Noch vor dem nächsten Spiel. Ich durfte nicht grübeln, nicht verkrampfen. Ich brauchte einen klaren Verstand, um zielgerichtet die nächsten Schritte anzusteuern.«

Noch am gleichen Tag machte sich Michael Roth auf den Weg nach Kitzbühel. Seitdem Michael und Uli denken können, haben sie ständigen Kontakt miteinander. Sie hatten zwar mal Meinungsverschiedenheiten, es hatte diese Kabbeleien als Kinder gegeben, und es existiert bis heute dieser sportliche Wettkampf darum, wer attraktiver ist, wer die bessere Figur macht. Aber es entzündete sich zwischen den Zwillingen niemals ein ernsthafter Streit oder eine Situation, in der einer von beiden so sauer auf den anderen gewesen wäre, dass er auf das tägliche Gespräch verzichtet hätte. Die neue Lage schweißte sie noch enger aneinander – so als wären sie wieder im Mutterleib zusammen. Im Kitzbüheler Hotel Arosa schliefen sie erstmals seit Jahrzehnten wieder auf einem Zimmer, im Doppelbett.

Dabei trieften die Roths nicht im Selbstmitleid. Im Gegenteil – sie traten dem Feind in Michaels Körper entgegen, als müssten sie wie früher auf dem Spielfeld eine Strategie gegen einen übermächtig erscheinenden Gegner entwerfen. Sie spielten Golf, machten mit dem gemeinsamen Freund Günter Liebherr ausgedehnte Wanderungen, abends gingen sie gemeinsam zum Essen und Trinken. Es war zwischen Michael und Uli verabredet, dass das Thema Krebs tabu ist, sobald sie die Tür des Hotelzimmers hinter sich geschlossen hatten. Aber zwischendurch telefonierten sie durch die gesamte Republik. Sie holten Informationen ein, nutzten ihre privaten und geschäftlichen Kontakte und diskutierten über die weiteren Schritte. Von einem ehemaligen Kollegen aus der Handball-Nationalmannschaft erfuhren sie, dass ein anderer deutscher Spitzensportler, den sie selbst von den Olympischen Spielen her kannten, auch Prostatakrebs gehabt hatte. Sie riefen ihn an, um von ihm alles darüber in Erfahrung zu bringen. Der mitgereiste Freund hatte als Steuerberater viele Ärzte in seiner Kundschaft. Sie kontaktierten etliche davon.

Ein wenig war die Situation wie damals in Großwallstadt, als Uli keinen neuen Vertrag als Handballer bekommen sollte, er zunächst geschockt war und dann die ganze Mannschaft mitgerissen hatte. Jetzt war Michael betroffen. Wieder waren sie zunächst wie paralysiert. Aber dieser Zustand dauerte nicht lange, dann schmiedeten sie gemeinsam einen Plan. Gemeinsam gegen die Ungeheuerlichkeit, so früh Krebs bekommen zu haben. Und wieder nutzten die Roths ihr Netzwerk aus. Damals waren es die Mannschaftskameraden gewesen, die sie überzeugten. Gemeinsam wurden sie dann Deutscher Meister. Diesmal waren es Freunde und Bekannte, die sie kontaktierten, um zur Lösung ihres Problems beizutragen.

Michael hatte bereits einen festen OP-Termin bei seinem Schweinfurter Urologen, einem Mann, dem er vertraute und der das Verdienst hatte, den Tumor in einem offenbar sehr frühen Stadium entdeckt zu haben. Aber Bonfig und seine Kollegen hatten auch keine Einwände, als Roth sagte, er wolle weitere Meinungen hören, bevor er sich im Leopoldina operieren lasse. Der langjährige Freund und ehemalige Mannschaftsarzt Stefan Maibaum gab ihm den Tipp, Kontakt mit Professor Maurice Stephan Michel, dem Chefarzt der Urologischen Uni-Klinik Mannheim, aufzunehmen. Ein anderer empfahl ihnen Großhadern in München. Sie hatten auch von der Martini-Klinik im Universitätskrankenhaus Hamburg-Eppendorf (UKE) gehört, einem Krankenhaus, das nur Behandlungen an der Prostata vornimmt. Martin Schwalb, der alte Freund aus der Handball-Nationalmannschaft und vom TV Großwallstadt, der inzwischen den Hamburger SV Handball trainierte, hörte sich in Ärztekreisen über den Ruf der Klinik um.

Am Montagabend, dem Tag vor der Abreise aus Kitzbühel, sagt Michael Roth, »war ich völlig relaxed«. Er konnte sich weiterhin gut vorstellen, sich in Schweinfurt operieren zu lassen. Aber er wollte sich zuvor die Kliniken in Mannheim, München und Hamburg anschauen, und er hatte bereits Kontakt mit den Professoren aufgenommen. Großhadern strich er schnell von der Liste, weil es dort einige Zeit gedauert hätte, bis er sich mit seiner Krankheit hätte vorstellen können.

An diesem letzten Abend in Kitzbühel saßen sie in einem Restaurant, als eine Gruppe junger Frauen hereinkam, von denen eine Geburtstag hatte, und so feierten die Roths und ihr Freund mit ihnen bis morgens um fünf. »Viel später erzählte ich einer von ihnen, dass ich Krebs hätte«, sagt Michael Roth. »Die wollte das zunächst gar nicht glauben, weil wir in dieser Nacht so gut drauf waren.«

Danach startete Michael Roth seine Ärztetour. Er sprach mit Professor Michel in Mannheim, einem jungen, engagierten Mann, der sich viel Zeit für ihn nahm. Als er die Ergebnisse der Biopsie analysiert hatte, sah auch er keine andere Wahl als die sofortige Entfernung der Prostata. Er selbst bot an, mit der sogenannten Da-Vinci-Methode zu operieren. Bei diesem Verfahren assistiert ein OP-Computer dem Urologen, der Schnitt in die Bauchdecke ist minimal, der Aufwand für die OP deshalb geringer als bei der traditionellen Methode. Das überzeugte Roth. Mannheim war nun sein eindeutiger Favorit, trotzdem wollte er sich am nächsten Tag noch die Klinik in Hamburg ansehen.

Die Martini-Klinik ist eine privatwirtschaftlich organisierte Tochtergesellschaft des UKE. Solche Einrichtungen sind nicht unumstritten, weil sie in erster Linie darauf aus sind, Gewinne zu erzielen und damit dem Gesundheitswesen Geld zu entziehen. Außerdem forcieren sie eine Zwei-Klassen-Medizin, weil sie sich überwiegend an Privatversicherte und Selbstzahler wenden. Auf der anderen Seite bieten diese Institute meist hochklassige Medizin und einen individuellen Service statt der Massenabfertigung in vielen Allgemeinkrankenhäusern.

Auf dem Gelände des UKE gibt es weiterhin noch die traditionelle Urologische Abteilung des Klinikums, aber die Martini-Klinik behandelt ausschließlich Männer mit Prostatakrebs. Sie wurde 2004 auf Initiative von Professor Hartwig Huland, einem weltweit anerkannten Operateur für Prostatakarzinom, gegründet. Anfangs waren nur die privaten Kassen bereit, den Pauschalpreis von rund 15 000 Euro pro Behandlung zu bezahlen. »Wir hätten gern schon von Beginn an auch Kassenpatienten behandelt«, erklärt Huland, aber der Krankenhausbedarfsplan habe dagegen gesprochen. »Nun aber sind wir stolz darauf, dass auch einige gesetzliche Krankenkassen mit uns kooperieren und Patienten schicken.« Etwa mit der Deutschen Angestellten Krankenkasse (DAK) oder der Techniker Krankenkasse (TK) gibt es entsprechende Verträge. Inzwischen gelten Huland und seine beiden Chefarztkollegen mit jährlich rund tausend radikalen Prostatektomien weltweit als Marktführer. Selbst die großen Spezialkliniken in den USA nehmen nicht mehr Eingriffe im Jahr vor.

Die Martini-Klinik ist eine kleine Oase inmitten des riesigen UKE-Reichs, in dem jährlich mehrere Zehntausend Menschen behandelt werden. Es herrscht ein ruhiger Tonfall, keine Hektik, am Empfang steht ein Kaffeeautomat, der jedem frei zugänglich ist. Es gibt fast ausschließlich Einzelzimmer, die geräumig und geschmackvoll eingerichtet sind.

Huland nahm sich zwei Stunden Zeit für das Gespräch mit Roth – so wie bei jedem Patienten. Wobei Michael Roth ein Sonderfall war, weil er allein zu ihm kam. Die meisten anderen Männer bringen ihre Ehefrauen mit. »Und es sind auch die Frauen, die die meisten Fragen stellen«, sagt Huland.

Wie seine Kollegen Bonfig und Michel war auch Huland der Überzeugung, dass bei Michael Roth nur die sogenannte radikale Prostatektomie infrage kommt. Der Tumor schien klar abgegrenzt zu sein.

Zudem war Michael Roth jung, die Wahrscheinlichkeit, dass sich Muskeln und Nerven nach dem Eingriff wieder erholen würden, war deshalb sehr hoch. Hulands Statistiken besagen, dass 95 Prozent seiner Patienten weiterhin ihre Fähigkeit besitzen, das Wasser zu halten, und 90 Prozent der Patienten potent bleiben, vorausgesetzt, sie waren auch vorher sexuell aktiv. Noch besser seien die Bedingungen bei einem körperlich so gut trainierten Mann wie Michael Roth.

Im Juli oder August könne er ihn operieren, meinte Huland. Für Roth war das viel zu spät. »Das Ding muss raus«, entgegnete er. Außerdem beginne im Sommer sein neuer Job in Wetzlar, da wolle er wie-

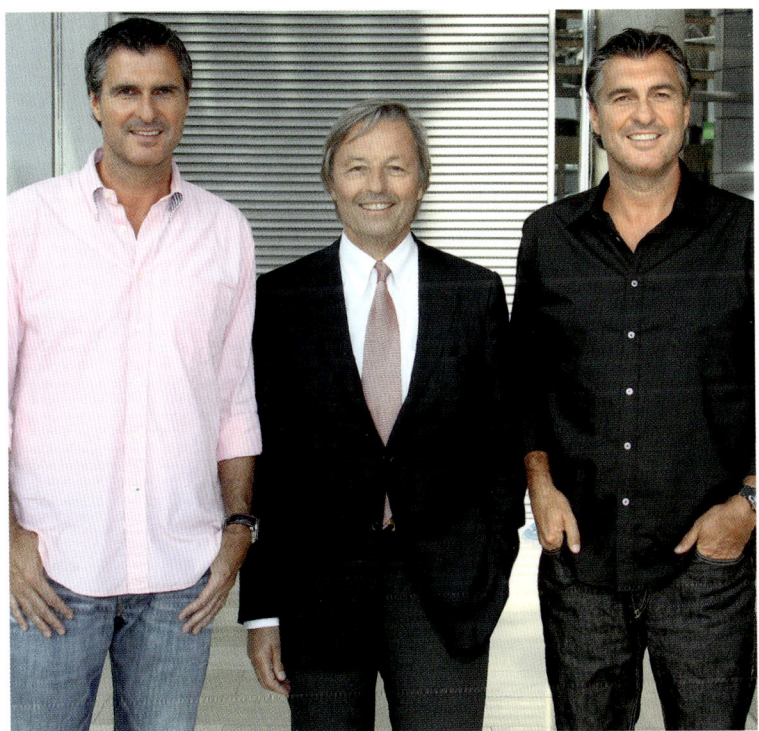

Prostata-Patienten Uli und Michael Roth, Professor Hartwig Huland:
»Das Ding muss raus.«

der fit sein. Huland schaute noch einmal in seinem Terminkalender nach und bot schließlich den 30. April als OP-Termin an. Dann müsse er an diesem Tag eben drei Männer behandeln, für gewöhnlich nehme er pro Tag maximal zwei Eingriffe vor.

Als Huland und Michael Roth über die Ursachen des Karzinoms und die möglichen Folgen sprachen, wollte der Professor wissen, ob Michael noch Brüder habe. Michael erzählte von seinem Zwillingsbruder. Als Huland das hörte, drängte er darauf, dass sich auch Uli testen lasse solle. Und zwar dringend. Dass Zwillingsbrüder gefährdet sind, hatten ihm zwar bereits Bonfig und Michel gesagt, aber so recht ernst hatte es besonders Uli zunächst nicht genommen. Schließlich ging auch er regelmäßig zur Prostatakrebs-Früherkennung, und nie war etwas aufgefallen.

Huland gab Michael Roth noch eine dicke blaue Mappe mit allen wichtigen Informationen mit, und als er damit über den Klinikflur ging, kam ihm eine Krankenpflegerin entgegen. Sie wussten sofort, dass sie sich kannten, nur nicht woher und wann sie sich zuletzt gesehen hatten. Sie tauschten ihre Telefonnummern aus.

Nach dem Gespräch setzte sich Michael Roth ins Auto, um die sechshundert Kilometer zurück nach Hause zu fahren. Er legt auch solche weiten Strecken gern mit dem Wagen zurück, »weil ich dabei gut nachdenken kann«. Jetzt musste er viel nachdenken. Irgendwie fühlte er sich weiter bei Bonfig in der Pflicht, auch der Mannheimer Michel hatte ihm »sehr gut gefallen«. Und seine Familie hatte ihn gebeten, doch in der Nähe von Leutershausen zu bleiben, damit sie ihn leichter besuchen könne. Und einige Freunde hatten ihn gewarnt. Er solle nicht auf die Hochglanzbroschüren einiger Kliniken hereinfallen und sich nicht blenden lassen.

Auf der anderen Seite hatte ihm dieser Huland imponiert – diese offene, eloquente und elegante Art des Siebenundsechzigjährigen. Der Professor war zudem weltweit eine Kapazität und machte nur Prostataoperationen. Und sind nicht die Fachleute, die sich auf einen einzigen Eingriff konzentrieren, die Besten? Ähnlich wie im

Handball, wo es auch den Kreisläufer, den Mittelmann und die Außen gibt und jeder auf seiner Position ganz genau weiß, was er in der
jeweiligen Situation zu tun hat? Michael war in den vergangenen Tagen seit der Biopsie eines ganz klar geworden: »Hier geht es jetzt nur
noch um mich. Und es geht darum, wo ich mich gefühlsmäßig am
meisten aufgehoben fühle.«

Michael Roth rauschte über die Autobahn und machte sich seine
Gedanken, als er einen Anruf auf seinem Mobiltelefon erhielt. Es war
Dennise, die OP-Schwester, die er auf dem Flur wiedergesehen hatte.
Ihr war eingefallen, wo sie sich kennengelernt hatten: vor Jahren auf einer Ski-Freizeit. Sie redeten sehr intensiv miteinander, und Dennise erzählte, dass sie bereits sehr lange OP-Schwester bei Huland sei. Und
dann sagte sie noch einen Satz: »Ich will keine Werbung für unsere Klinik machen, aber wenn du mein Bruder wärst, dann würde ich dich
auf jeden Fall zu Professor Huland schicken.« Am nächsten Morgen
rief Michael Roth in Hamburg an und bestätigte seinen Operationstermin für den 30. April.

Operieren, bestrahlen, spritzen oder lieber gar nichts tun: Die vielfältigen Methoden, den Tumor zu bekämpfen

Prostatakrebs hat den großen Vorteil gegenüber anderen Tumorarten, dass sich die Krebszellen in der Regel sehr langsam vermehren. Den meisten Patienten bleibt also genügend Zeit, sich zu informieren. Auf der anderen Seite kann der lange Zeitraum, bis eine Behandlung stattfindet, Patienten aber auch verunsichern, weil die Veröffentlichungen über Prostatatumoren und deren Bekämpfung oft widersprüchlich sind.

Prostatakrebs ist zudem sehr weit verbreitet. Das bedeutet, dass viel geforscht wird, immer neue Behandlungsmethoden entwickelt werden oder neue Nuancen alter entstehen – wegen der hohen Gewinnerwartungen hat die Industrie ein großes Interesse an diesem Männermarkt. Das führt aber auch dazu, dass manche Ärzte in der Praxis bisweilen Behandlungen anbieten, für deren Erfolg es noch nicht ausreichend wissenschaftliche Belege gibt.

Zum Beispiel behaupten Mediziner, eine Stärkung der Abwehrkräfte durch Impfung mit abgeschwächten Tumorzellen oder Pflanzenextrakten zu erzielen, die allerdings bis heute, wenn überhaupt, nur in Einzelfällen zur Besserung geführt hat. Auch mit Hormonen wird über die gesicherten Anwendungsgebiete hinaus experimentiert, ohne dass eine allgemeine Wirksamkeit nachgewiesen werden konnte. Deshalb werden solche Therapien auch von keiner Kasse bezahlt und kosten den Patienten viel Geld.

Viele Krankenkassen haben Experten, bei denen sich ihre Versicherten über empfohlene Therapien informieren können. Außerdem hat die Urologische Fachgesellschaft 2009 eine neue Patientenleitlinie herausgegeben, die über den Stand der Forschung Auskunft gibt (siehe Internetadressen). Gerade bei neuen Methoden kann es vorkommen, dass Mediziner sie anwenden, die dafür zu wenig Erfahrung besitzen. Dann kann sich ein zu erwartender Nutzen leicht ins Gegenteil verkehren.

Grundsätzlich unterscheiden die Urologen vier Behandlungsmethoden von Prostatakrebs:

»Watchful Waiting«

Diese Form der Behandlung von Prostatakrebs ist abhängig vom Alter des Patienten, seiner Lebenserwartung, von seinem PSA-Wert und den Laborergebnissen nach der Biopsie. Vor einer Therapie steht oft das »kontrollierte Warten« – es folgt der Erkenntnis, dass der Patient zwar einen Tumor hat, er aber an diesem nicht sterben und voraussichtlich auch keine Einschränkung seiner Lebensqualität haben wird. »Watchful Waiting« (»beobachtendes Abwarten«) oder »wait and see« (»warten und schauen«) wird diese Methode auch genannt. Neuerdings verwenden Mediziner häufig den Begriff »aktives Management«. Es soll zeigen, dass die Ärzte den Tumor intensiv beobachten, indem sie etwa die wichtigsten Daten wie den PSA-Wert regelmäßig kontrollieren, sie aber so lange nicht eingreifen, wie sich keine dramatischen Veränderungen einstellen.

Für junge Männer wie Michael Roth kommt diese Methode nicht infrage, weil die PSA-Werte und damit das Tumorwachstum relativ rasch fortgeschritten waren und bei einer zu erwartenden Lebensdauer von über dreißig Jahren irgendwann mit einer Ausbreitung des Karzinoms in andere Organe zu rechnen war. Zudem hätten sich mit zunehmendem Alter die Erfolgsaussichten der OP verschlechtert.

Das Abwarten kann für viele Patienten sehr belastend sein, weil sie wissen, dass sie einen Krankheitsherd in sich tragen, und deshalb ein unkontrolliertes Wachstum der Krebszellen befürchten. Besonders für ältere Patienten ist es allerdings oft sinnvoll abzuwarten, auch wenn es den Patienten und deren Angehörigen schwerfällt, dies zu akzeptieren.

Wenn Urologen ältere Männer nicht mehr operieren wollen, hat dies nichts mit Alterdiskriminierung oder mit Sparmaßnahmen des Gesundheitssystems zu tun. Es sind schlichtweg nüchterne Wahrscheinlichkeitsrechnungen. Wird bei einem siebzigjährigen Mann ein Prostatakarzinom entdeckt, das noch nicht gestreut hat, so hat er ein zehnprozentiges Risiko, in den kommenden Jahren an dem Tumor zu versterben. Die Wahrscheinlichkeit, wegen einer anderen Ursache zu versterben, beträgt indes 50 Prozent.

Operation

Bei Männern mit lokal begrenzten Tumoren, die ansonsten gesund sind und eine Lebenserwartung von mehr als zehn Jahren haben, gilt die radikale Entfernung der Prostata als Behandlung der ersten Wahl.

Seit 1982 Patrick Walsh am berühmten Johns Hopkins Hospital in Baltimore diese Operation erstmals nervenschonend vornehmen konnte, sind mit dieser Methode viele Erfahrungen gemacht worden, und die Gefahr von Inkontinenz und Impotenz konnte man deutlich senken. Erst wenn der Tumor so groß ist, dass er den Rand der Prostatakapsel erreicht hat, sind wahrscheinlich auch die Erektionsnerven betroffen und müssen mit entfernt werden.

Als Zugangsweg zum Tumor bieten sich verschiedene Möglichkeiten, die von den Kliniken unterschiedlich bevorzugt werden. Bei der offenen, sogenannten retropubischen OP, wie sie Huland bei den Brüdern Roth gemacht hat, erfolgt der Schnitt über der Bauchdecke. Vorteil: Der Chirurg hat viel Platz, um zum Beispiel gegebenenfalls auch die Lymphknoten zu entfernen.

Bei der sogenannten perinealen OP erfolgt der Schnitt im Damm, zwischen After und Hoden. Hier ist der Vorteil, dass der Schnitt kleiner ist und die Blutverluste geringer sind. In den letzten Jahren sind auch verschiedene laparoskopische Verfahren dazugekommen. Bei diesen Schlüssellochoperationen, bei denen der Chirurg seine Instrumente über kleine Löcher im Bauch in den Körper des Patienten einführt, wird das Operationsgebiet mittels einer Kamera vergrößert abgebildet. Das ermöglicht dem Arzt ein präzises Arbeiten. Der Bauchraum wird mit Kohlendioxid künstlich aufgebläht, um die Instrumente besser bewegen zu können. Die Vorteile sind neben der besseren Darstellung des Gewebes auch eine geringere Blutung und eine kürzere Verweildauer des Patienten im Krankenhaus. Eine Weiterentwicklung dieser Methode ist die computerassistierte Da-Vinci-Laparoskopie, bei der der Operateur seine Handgriffe mittels einer Konsole auf einen Roboterarm überträgt, der dann den eigentlichen Eingriff vornimmt. In den USA werden bereits 70 Prozent aller Prostatektomien auf diese Weise durchgeführt.

Zustand vor der Operation

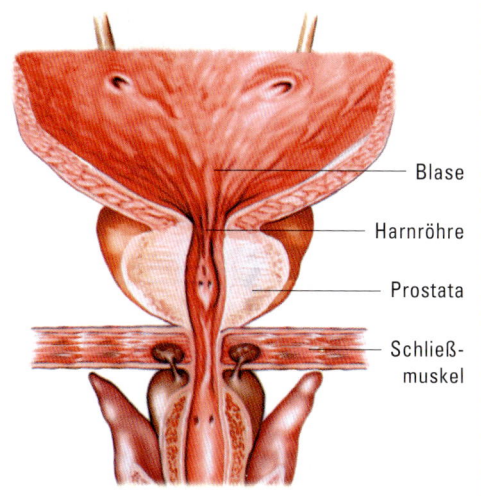

Blase

Harnröhre

Prostata

Schließ-
muskel

Die Entfernung der
Prostata ist eine kom-
plizierte Operation.
Der Chirurg muss zu-
nächst die Harnleiter,
die durch die Vorste-
herdrüse führen, oben
und unten abtrennen.
Dann muss er die
Nerven- und Blutge-
fäße lösen. Erst dann
kann er die Prostata
herausschneiden.

Zustand nach der Operation

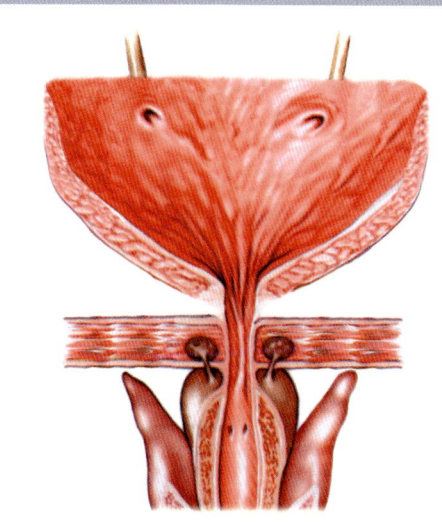

Nach der Entfernung
der Prostata zieht der
Chirurg die Blase her-
unter und verbindet
den Blasenhals wie-
der mit der Harnleiter.
Anfangs ist der
Schließmuskel nicht
in der Lage, die Blase
komplett zu schlie-
ßen. Der Patient muss
deshalb eine gewisse
Zeit Windeln tragen
und den Schließmus-
kel trainicren.

Die laparoskopischen Verfahren sollen schonend für den Patienten sein, sie sind aber nur geeignet, wenn keine Komplikationen zu erwarten sind. Trotz oder gerade wegen der technischen Hilfen erfordert der Eingriff viel Geschick und vor allem die Erfahrung des Arztes. Kein mäßig talentierter Chirurg wird mit der Hilfe von Da Vinci zu einem guten Operateur. Und kein Krankenhaus kann mit der Anschaffung des teuren Gerätes allein seine Erfolgsraten verbessern.

Strahlentherapie

Für Patienten mit Prostatakrebs im Anfangsstadium und mittlerer Lebenserwartung, für die eine Operation zu belastend wäre, kann eine Bestrahlung die richtige Therapieform sein.

Dabei sind in den vergangenen Jahren große Fortschritte gemacht worden. In früheren Jahren war deren Effektivität entweder gering, sodass nach einiger Zeit der Krebs zurückkam. Oder es wurde so hochdosiert bestrahlt, dass die Nebenwirkungen bisweilen gravierender waren als der Prostatatumor. Obwohl heutzutage viel zielgenauer auf das betroffene Gewebe gestrahlt wird, sind bei der äußeren Bestrahlung immer noch in bis zu 50 Prozent der Fälle Impotenz und bei acht Prozent Inkontinenz zu befürchten.

Weil bei der Bestrahlung auch umliegendes Gewebe beschädigt wird, ist es noch heute so, dass der Erfolg späterer Operationen geringer wird, wenn der Patient zuvor bestrahlt worden war. Deswegen schließt eine vorherige Bestrahlung eine spätere Operation meistens aus.

Grundsätzlich gibt es zwei Verfahren: die Hochvolt-Radiotherapie und die Brachytherapie. Bei der herkömmlichen Radiotherapie gelangen die tumortötenden Strahlen durch die Haut in die Prostata. Die eigentliche Bestrahlung dauert nur wenige Minuten, der gesamte Behandlungszyklus umfasst rund acht Wochen. Je öfter bestrahlt wird, umso geringer kann die Dosis sein und umso geringer sind die Nebenwirkungen.

Die Vorbereitung ist intensiv, weil der Arzt zuvor Computertomografie-Aufnahmen machen muss, um den Tumor exakt zu lokalisieren.

Die Weiterentwicklung dieser Methode, die sogenannte intensitätsmodulierte Radiotherapie (IMRT), arbeitet mit einem Bestrahlungsgerät und einem Filtersystem, die von einem Computer gesteuert werden.

Auf diese Weise wird die maximale Strahlendosis zielgenau auf die Prostata geschossen, und die umliegenden Gewebeteile, insbesondere der Enddarm, bleiben weitgehend verschont.

Die Brachytherapie wird zumeist angewandt, wenn der Tumor noch nicht allzu groß und nicht sehr aggressiv ist. Durch Ultraschall

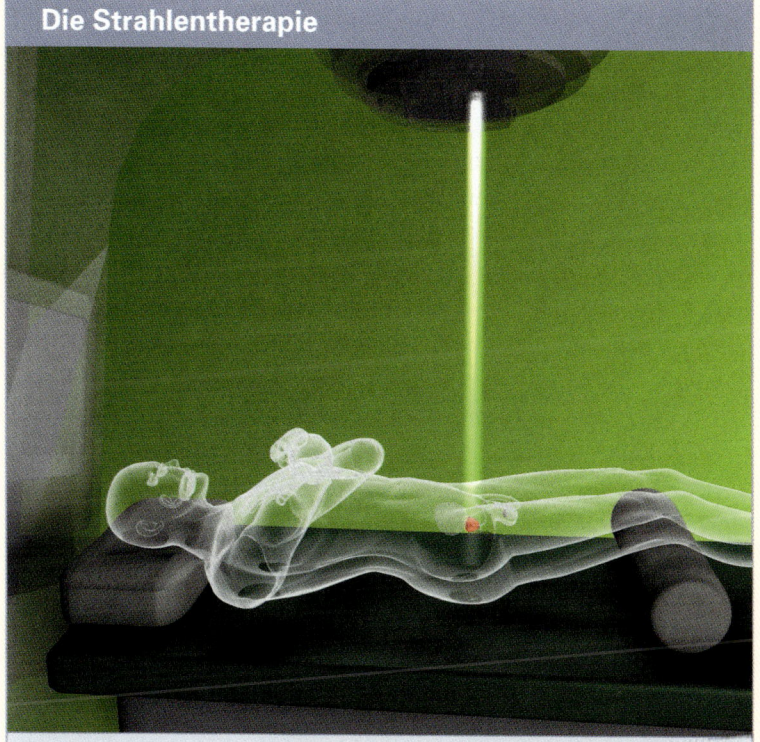

Die Strahlentherapie

Bei der perkutanen Therapie gehen die Strahlen durch die Haut in die Prostata und versuchen dort, die Tumorzellen zu schädigen und abzutöten. Ziel ist es, durch eine individuelle Einstellung die Strahlen auf den Tumor zu konzentrieren und das gesunde Gewebe und die umliegenden Organe zu schonen.

gesteuert, stechen die Ärzte eine Hohlnadel in die Prostata und deponieren dort millimeterkleine Metallteilchen, die mit radioaktivem Jod oder Palladium bestückt sind. Diese bestrahlen den Tumor und sollen ihn abtöten. Allerdings ist die Reichweite dieser sogenannten Seeds gering, und deshalb müssen gleich mehrere Dutzend dieser Sticker hinterlegt werden. Nach einigen Wochen haben die Teilchen ausgestrahlt, sie können im Körper des Patienten bleiben.

Vergleichbar arbeitet die Afterloading-Strahlentherapie. Dabei verwenden die Radiologen kleine Hohlnadeln mit Iridium, die unter Narkose in die Prostata gestochen werden, aber nur für wenige Stunden die Krebszellen der Prostata bombardieren und anschließend entfernt werden. Nach einer Woche wird noch einmal nachgeladen (deshalb auch: »Afterloading-Therapie«).

Auch wenn die Strahlentherapie große Fortschritte gemacht hat, muss der Patient mit Reizungen des Darms und der Blase rechnen. Zudem reduziert sie die Chancen, noch Kinder zeugen zu können. Durch die modernen Methoden büßt der Mann zwar nicht automatisch seine Fruchtbarkeit ein. Wer aber auf der sicheren Seite sein möchte, sollte vor Beginn der Behandlung seinen Samen zu deponieren.

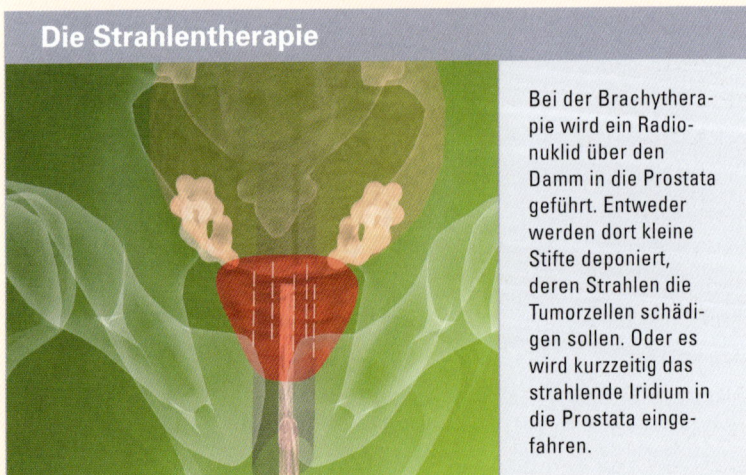

Die Strahlentherapie

Bei der Brachytherapie wird ein Radionuklid über den Damm in die Prostata geführt. Entweder werden dort kleine Stifte deponiert, deren Strahlen die Tumorzellen schädigen sollen. Oder es wird kurzzeitig das strahlende Iridium in die Prostata eingefahren.

Hormontherapie

Besonders für ältere Männer oder Patienten, bei denen der Tumor schon aus der Prostata herausgewandert ist, kann diese Therapieform infrage kommen. Die Hormonbehandlung geht auf Forschungen des Amerikaners Charles Huggins zurück, der bereits 1941 festgestellt hat und dafür später den Nobelpreis erhielt, dass das Wachstum des Tumors von körpereigenen Hormonen abhängig ist. Beim Prostatakrebs spielt das männliche Sexualhormon Testosteron die wesentliche Rolle. Ziel einer Behandlung sollte es folglich sein, die Produktion des Testosterons zu unterdrücken. Die Hormontherapie ist deshalb streng genommen eher eine Hormonentzugstherapie.

Es gibt viele Varianten dieser Behandlungsform. Die einfachste und älteste Methode der Hormonblockade ist eine Entfernung der Hoden oder eine Ausschälung des testosteronproduzierenden Gewebes, wobei die Hodenhüllen und die Nebenhoden geschont werden (Orchiektomie). Dieser Schritt ist allerdings irreversibel und führt häufig zu psychischen Belastungen, deshalb werden heute meist Medikamente eingesetzt.

Die Gabe von Östrogenen, also der weiblichen Sexualhormone, soll die Produktion des Testosterons hemmen. Wegen hoher Nebenwirkungen, insbesondere auf das Herz-Kreislauf-System, war diese Methode dann aber lange Zeit verpönt. Neuere Östrogenpräparate, die diese starken Begleiterscheinungen nicht mehr haben, werden zurzeit getestet, weil man sich davon weniger unerwünschte Folgen, wie zum Beispiel Osteoporose, erhofft. Andere Wirkstoffe, sogenannte LH-RH-Analoga, werden in Form von Depots unter die Haut gespritzt. Sie bewirken anfänglich eine steigende Produktion von Männlichkeitshormonen, bis diese dann vollständig ausbleibt. Die Präparate weisen ähnliche oder gleiche Qualitäten auf wie die Östrogene. Sie unterscheiden sich jedoch in der Wirkdauer des Depots (ein, zwei, drei oder sogar sechs Monate) und damit in der Zahl der pro Jahr nötigen Spritzen. Daneben gibt es Unterschiede in der Darreichungsform, die die Dicke der zum Spritzen nötigen Nadel bestimmt. Diese Behandlung gilt heute als Standard. Sie ist im Vergleich zur Orchiektomie gleich wirksam, im Gegensatz zu dieser jedoch rückgängig zu machen. Ansonsten sind die möglichen Nebenwirkungen wie Libido- und Potenzprobleme oder psychische Schwankungen ähnlich. Darüber hinaus werden sogenannte Anti-Androgene wie Flutamid gegeben, die sich an die Rezeptoren des Testosterons andocken und damit dessen Wirkung blockieren. Flutamid hat den Vorteil, dass es im Gegensatz zu den anderen Präparaten die Potenz kaum beeinträchtigt.

Um die Nebenwirkungen zu reduzieren, empfehlen einige Mediziner, die Hormontherapie zu unterbrechen, bis der PSA-Wert wieder ansteigt. Andere Urologen raten zu einer Kombination unterschiedlicher Medikamente, wiederum andere mischen die Strahlen- und Hormontherapien in ihrem Behandlungskonzept.

Die zytostatische Chemotherapie, die bei anderen Krebsarten so häufig angewandt wird, ist beim Prostatakarzinom prinzipiell wenig geeignet. Die Patienten sind dafür durchschnittlich zu alt, leiden folglich mehr unter den Nebenwirkungen und profitieren zu wenig davon. Mehr Wert als auf einen vermeintlichen minimalen Behandlungserfolg sollte in diesem späten Stadium auf Schmerzfreiheit und Verbesserung der Lebensqualität gelegt werden.

Generell hat sich in den deutschen Urologischen Kliniken eine Faustformel durchgesetzt: Bis zum Alter von siebzig Jahren operieren, zwischen dem siebzigsten und sechsundsiebzigsten Lebensalter bestrahlen, danach auf Behandlungen verzichten.

Der chirurgische Eingriff und der schwere Weg zurück in die Normalität

Drei Tage vor seinem Operationstermin fuhr Michael Roth nach Hamburg. Er mietete sich im Park Hyatt ein. Das Hotel liegt direkt an der Mönckebergstraße, der größten Hamburger Einkaufsmeile, und ist ein Fünf-Sterne-Haus. Michael Roth wollte sich etwas gönnen: Sauna, gut essen, ins Fitnessstudio gehen. Und er wollte allein sein, mit sich und dem Eindringling, den er hoffentlich bald los sein würde, und mit der Gewissheit, alle wichtigen Schritte zu seiner Genesung getan zu haben. In den Tagen zuvor hatte er noch seinen Umzug nach Wetzlar organisiert, wo er im Juli seinen neuen Trainerposten antreten würde. Jetzt wollte er »runterkommen, meine Ruhe haben. Und die Sache mit mir selbst ausmachen.«

Als er sich am Abend des 29. April im Hotel verabschiedete, sein Auto in der Tiefgarage in Eppendorf parkte und an die Rezeption der Martini-Klinik ging, wurde ihm noch einmal die Absurdität seiner Krankheit bewusst. »Ich bin da eingelaufen wie Herkules«, sagt er. »Du merkst nichts von dem Tumor, du fühlst dich gut, du bist so gut drauf, wie du immer warst, und dann gehst du durch die Tür des Krankenhauses und bist mit einem Mal ein Patient. Ein kranker Mann. Und du bist auf die Hilfe dieser Menschen hier angewiesen, damit du nicht irgendwann bald tot bist.« Und dieser Umstand wurde ihm umso bewusster, als er die anderen Männer in dem Haus sah. »Ich war das Küken da drin, die anderen Patienten, die dort herumliefen, waren alle über sechzig Jahre alt.«

Er bekam ein Zimmer zugewiesen und telefonierte mit Uli, der ihn an diesem Tag nicht begleiten konnte, weil er in Berlin einen wichtigen Pressetermin mit seiner Band PUR hatte, die er noch immer promotete. Uli wollte ihm noch einmal gut zusprechen. Aber sein Bruder hatte dies jetzt nicht mehr nötig: »Ich hatte keine Angst, ich war völlig relaxed, weil ich wusste, dass ich gut informiert bin über das, was mich erwarten würde, und weil ich großes Vertrauen in das Krankenhaus hatte.«

Ein Mitarbeiter der Klinik trat in sein Zimmer und wollte wissen, was er zum Abend trinken wolle. Michael Roth erklärte ihm, er würde ja gern etwas trinken, aber das ginge in diesem Fall wohl kaum, weil er am nächsten Tag eine schwere Operation vor sich habe. Das sei kein Problem, sagte der Mann und las ihm die Liste mit den Rotwein-Angeboten vor. Um 18 Uhr brachte man ihm zwei Gläser Gran Reserva. Roth konnte es nicht glauben, er schaute sich den Wein immer wieder an, und um neun Uhr konnte er sich nicht mehr zurückhalten. Langsam genehmigte er sich die beiden Gläser. Er war allein in diesem Zimmer, und es fühlte sich gerade ein bisschen an wie das Ende eines Lebensabschnitts. Er hatte ein aufregendes Leben hinter sich. Er hatte dramatische Momente im Sport erlebt, damals, als er die Silbermedaille in Los Angeles geholt hatte. Oder als ihm Tausende von Menschen zugejubelt hatten, als er Deutscher Meister geworden war. Er hatte den Umstieg ins normale Berufsleben geschafft, er hatte ein Reisebüro, eine Veranstaltungsagentur und war ein anerkannter Bundesligatrainer geworden.

Doch Michael Roth hatte auch einen hohen Preis dafür bezahlt. Seine Ehe war auf der Strecke geblieben. Er hatte seine Kinder weniger gesehen, als ihm lieb war. Es war eine Ruhelosigkeit in ihm, die es ihm nachts oft nicht ermöglichte zu schlafen. Er hatte viele Stunden im Auto oder im Büro verbracht – es war ein Pensum gewesen, angesichts dessen er sich nun fragte, wie er das überhaupt jemals hatte schaffen können. Es ist bekannt, dass Stress und körperliche Überforderungen einen gedeihlichen Boden für Krebstumoren bilden. Hatte auch seine Gesundheit unter seiner Unruhe leiden müssen? Unter seinem Ehrgeiz, es ohne Abitur nach oben zu schaffen?

An diesem Abend jedenfalls war er mit sich im Reinen. An diesem letzten Abend mit seiner Prostata war er sich darüber bewusst, dass sich etwas ändern müsse in seinem Leben. Und dann schlief Michael Roth ein, »komatös«, wie er sagt. Und ihm war etwas vergönnt, was so selten für ihn ist: Er konnte durchschlafen. Am nächsten Morgen musste ihn der Krankenpfleger wecken. Er gab ihm eine Tablette zur

Beruhigung. Danach kann er sich an nichts mehr erinnern, er wachte erst Stunden später in seinem Zimmer wieder auf.

Die Anästhesisten in der Martini-Klinik setzen den Patienten in Vollnarkose und legen zusätzlich eine Spinalanästhesie. Damit soll gewährleistet sein, dass der Unterkörper während der sehr anspruchsvollen Operation absolut still liegt. Michael Roth wird um die Operationsgegend herum rasiert, und er bekommt Antibiotika verabreicht, um Infektionen zu vermeiden.

Zu Beginn der Operation öffnet Huland mit einem zehn Zentimeter langen Längsschnitt unterhalb des Bauchnabels die Bauchdecke und legt die Prostata frei, was nicht ganz einfach ist, weil sie tief im Becken sitzt. Er löst zunächst die Verankerung an der Beckenwand und der Beckenmuskulatur. Anschließend muss er die vor der Prostata liegenden Blutgefäße abklemmen und unterbinden, was auch nicht unkompliziert ist, weil sie an dieser Stelle sehr kräftig sind. Im nächsten Schritt schneidet Huland die Harnröhre durch, erst unterhalb, dann oberhalb der Prostata. Ärgerlicherweise verläuft nämlich der Urinkanal zwischen Blase und Penis durch die Vorsteherdrüse. Er schneidet das erkrankte Organ vom Enddarm ab, an dem es direkt anliegt, und nimmt es zusammen mit den Samenbläschen heraus, wobei auch der Samenleiter gekappt wird. Bei gesunden Männern werden die Spermien in den Hoden gebildet, durch den Samenleiter gelangen sie dann in die Prostata. Samenblasen und Prostata steuern den größten Teil zur Samenflüssigkeit bei, mit der die Spermien beim Orgasmus durch die Harnröhre aus dem Penis in die Freiheit geschossen werden. Es gibt zwar aufwendige Verfahren, mit denen versucht wird, Samen direkt aus dem Hoden für eine künstliche Befruchtung zu gewinnen. In den meisten Fällen aber müssen Männer, die diese OP hinter sich haben, davon ausgehen, dass sie anschließend unfruchtbar sind.

Huland trennt die Prostata auch noch vom Schließmuskel der Harnröhre. Dieser Muskel hat die Funktion, dass nur dann Urin aus dem Penis fließt, wenn der Mann das Kommando dafür gibt. Dies ist ein wesentlicher Moment des Eingriffs. Der Operateur muss immer einen Teil des Muskels mit wegschneiden; der verbleibende Teil muss dessen Funktion übernehmen. Daran muss sich der Muskel erst gewöhnen. Das schafft er nicht von Beginn an. Immer wenn starker Druck auf der Blase lastet, wie etwa beim Schreien, Lachen, Husten oder Niesen, tröpfelt der Urin deshalb heraus.

Bevor Huland die Prostata entnehmen kann, muss er die Gefäßnervenstränge von der Prostata lösen. Nur durch die Vergrößerung mit Hilfe einer Lupenbrille oder einer Kamera lassen sich die feinen Nerven gut erkennen. Auch hier ist große Fingerfertigkeit notwendig, weil die Nervenbahnen in dieser Körperregion sehr zart ausgebildet sind. Für junge Männer wie Michael Roth ist dies ein wichtiger, ein entscheidender Schritt. Durch diese Nerven laufen nämlich die Impulse, die dem Schwellkörper im entscheidenden Moment den Befehl geben, sich aufzurichten. Sind diese Nerven schon von Tumorzellen befallen oder entgleitet dem Chirurgen hier das Skalpell, dann muss die andere Seite allein für die Erektion sorgen. Da die Karzinome zudem überwiegend am äußeren Rand der Prostata liegen und leicht in das Blutgefäß-Nerven-Bündel einwachsen, entscheiden sich die Operateure oftmals, das Nervenbündel an der krebstragenden Seite der Prostata zu entfernen.

Wenn nur eine Seite dieses Gefäß-Nerven-Bündels nach dem Eingriff übrig bleibt, ist diese bisweilen damit überfordert, die Last des Aufrichtens allein zu tragen, und der Mann ist gezwungen, mit Hilfsmitteln wie Arzneimitteln oder Vakuumpumpen nachzuhelfen. Zumindest für einen gewissen Zeitraum. Es kann Monate oder Jahre dauern, bis wieder Erektionen ohne Nachhilfe glücken. Müssen gar die Nervenbahnen auf beiden Seiten durchtrennt werden oder hat der Operateur nicht nervschonend operiert, geht die natürliche Potenz meist ganz verloren.

Sobald die Prostata raus ist, wird in der Martini-Klinik eine sogenannte Schnellschnittuntersuchung durchgeführt. Während die Operation weiterläuft, werden Gewebeproben ins Labor geschickt. Auf diese Weise soll gewährleistet werden, dass wirklich das komplette Karzinom entfernt worden ist. Während dieser Zeit kontrolliert der Chirurg die Lymphknoten, die in den Beckengefäßen liegen. Auch dies dient in erster Linie der Kontrolle, denn in der Regel weiß er durch die Diagnosen vor der OP, ob die Lymphknoten von Metastasen befallen sind oder nicht. Wenn sicher ist, dass alle Tumorzellen entfernt sind, zieht Huland die Blase ein wenig herunter und verbindet den Blasenhals wieder mit der Harnröhre. Gleichzeitig legt er einen Dauerkatheter, der die Verbindung zwischen Blase und Harnröhre verstärkt. Bis die Wunde verheilt ist, soll der Katheter die neue Verbindung schonen und schienen. Nach zweieinhalb Stunden ist die Prostata raus – und der Krebs hoffentlich weg.

Als Mann, der sich gesund fühlte, hatte Michael Roth vor einem Tag das Krankenhaus betreten; spätestens nach dem Aufwachen war ihm bewusst, dass er gegen einen mächtigen Gegner zu kämpfen gehabt hatte. Sein Kreislauf war durch die lange und intensive Anästhesie im Keller, er hing an Schläuchen, neben ihm auf dem Bett lag der Urinbeutel, er hatte einen schrecklichen Harndrang und auf dem Bauch einen dicken Verband. Kurzum: Er fühlte sich nun wie ein echter Kranker.

Davon bekam Uli zunächst nichts mit, weil er an diesem Tag nicht in Hamburg sein konnte. Wegen der Tournee von PUR befand er sich auf einer lange geplanten Medienreise. In Berlin hatte er Termine bei der Bild am Sonntag, bei Radio Berlin und der Super Illu. »Ich saß da in den Gesprächen, ich wusste, dass Michael gerade operiert wird, und konnte mich kaum konzentrieren. Dann klingelte das Handy, es war eine Nummer aus Hamburg, und es war gegen Mittag. Ich wunderte mich, dass der Anruf so früh kam. Natürlich habe ich mir sofort Sorgen gemacht, gedacht, ob da was schiefgelaufen ist.« Es war die Krankenschwester, die Michael kennt, und sie sagte, dass alles super gelaufen sei. »Michael hat nach dir gefragt, er will mit dir reden.« Und da stand ich nun bei der Super Illu auf dem Flur, und in diesem Moment ist der ganze Druck, die ganze Geschichte, die wir in den vergangenen Wochen durchlebt hatten, rausgebrochen. Ich heulte, ja, ich hatte einen richtigen Heulkrampf. Und dann sagte mir Michael, ihm gehe es gut. Es war furchtbar, dass ich nicht bei ihm war. Aber ich war auch erleichtert. Ich ging nicht mehr zurück in die Besprechung, wofür die

Leute aber vollstes Verständnis hatten. Und das Eigenartige ist: Von unserem Gespräch am Telefon wusste Michael nachher nichts mehr.«

Für Uli Roth war dies ein Moment ihres übersinnlichen Zwillingsdaseins. »Genauso, wie wir Freude miteinander teilen, so ertragen wir auch Leid gemeinsam. Mal muss der eine ein bisschen mehr ertragen, dann wieder der andere.« Wobei in diesem Fall gar nicht eindeutig ist, wer mehr gelitten hat: Michael, der in Narkose versetzt wurde und seinen Krebs entfernt bekam, oder Uli, der warten musste, ohne seinem Bruder wirklich helfen zu können.

Michael wusste schon am gleichen Tag, dass seine Prostataerkrankung mit hoher Wahrscheinlichkeit glimpflich ausgehen würde. Professor Huland erklärte ihm, dass er die Prostata erfolgreich entfernt und keine Metastasen gefunden habe. Aber erst wenn in drei Monaten seine PSA-Werte dauerhaft unter den Wert 0,1 zurückgingen, wisse man mit hoher Sicherheit, dass er endgültig geheilt ist.

Noch am gleichen Tag machte Michael auf dem Krankenhausflur erste Schritte. Es ist eine Besonderheit solcher Spezialkliniken, dass jeder Patient die gleiche Krankheit hat. Und an dem Gang der Männer kann jedermann erkennen, an welchem Tag der Eingriff des Mitpatienten war: Je länger die OP her war, desto runder war der Schritt.

Am nächsten Tag war als erster Besucher Uli da. Und so hatte er seinen Bruder noch nie gesehen: »Der war so schlapp, dass er mitten im Gespräch einschlief.« Uli übernachtete in Hamburg, ging auf den Balkon des Klinikzimmers, wenn Michael schlief, und redete mit ihm, wenn er wach war.

Nach sechs Tagen war Michael Roth wieder so fit, dass er das Krankenhaus verlassen konnte. Mit einem Päckchen Windeln unter dem Arm ging er durch die Pforte der Klinik. Aber noch immer hatte er den Katheter im Unterleib. Er hätte nun nach Hause fahren können und sich dort später bei einem einheimischen Arzt den Katheter ziehen lassen können. »Aber das wollte ich nicht. Ich habe gesagt, wer das Ding reinsetzt, der soll es auch wieder rausholen.« Wieder quartierte er sich im Hyatt ein. Es waren schwere Tage für ihn. Der Katheter, der aus seinem Penis herauskam, störte ihn massiv, und auch der Umstand, den an der Wade befestigten »Urinbeutel durch die Gegend tragen zu müssen«, fand er mit zunehmender Dauer nicht mehr witzig.

Vier Tage später hatte er eines Morgens »meinen ersten Steifen gekriegt. Ich sagte zu mir: ›Wie, einen Steifen?‹ Der Katheter war ja noch drin, und es war mir sehr unangenehm. Zugleich sagte ich mir: ›Mann, du hast einen Steifen‹, und ich war super happy.«

Nach acht Tagen war es endlich so weit, ihm sollte der Katheter entfernt werden. Er musste viel Wasser trinken, damit die Blase richtig gefüllt war. Die Krankenpflegerin kam, Michael lag auf einer Liege, er sollte sich aufrichten und auf den Rand setzen. »Herzlichen Glückwunsch«, sagte sie sofort. Bei dieser Bewegung war kein Urin ausgetreten – ein erster, wichtiger Hinweis, dass der Schließmuskel gut arbeitete und keine schwerere Inkontinenz drohte. »Und dann wird dir der Katheter gezogen, und du fühlst dich ohne dieses Ding einfach nur noch blendend«, erzählt Michael Roth. Danach durfte er das erste Mal zum Wasserlassen auf die Toilette. »Ein wahrhaft erhabener Moment«, wie er sagt, »Siebenundvierzig Jahre lang hast du wie jeder Junge oder Mann ganz normal uriniert, nie hast du dir irgendwelche Gedanken darüber gemacht. Das wird erst zu einem Glücksmoment, wenn du auch die andere Seite kennengelernt hast.« Michael Roth war sehr aufgeregt, denn »du stehst vor der Wand, ziehst die Hose runter, nimmst den Penis in die Hand – und es macht pft – pft – pft. Die Luft aus der Harnröhre muss erst raus. Anschließend kommen die ersten Tropfen, es ist einfach ein Super-Gefühl.«

Die Ängste angesichts des todbringenden Tumors waren vorüber. Mit einem Mal waren nun auch die bohrenden Gedanken vergessen, dass er womöglich sein Leben lang auf Windeln angewiesen sein könnte. »Ohne dieses fremde Zeug in dir fühlst du dich wieder als Mensch, und du spürst, dass du die noch verbleibenden Momente der Inkontinenz auch verkraften wirst.«

Inkontinenz und Impotenz. Diese beiden Schlagwörter fallen einem meist ein, wenn man die Nachricht erhält, dass man Prostatakrebs hat. Michael Roth konnte nun davon ausgehen, dass sein Schließmuskel den Urin irgendwann wieder aufhalten würde. Aber wie würde es mit der Potenz sein? In den Broschüren, die er mitbekommen hatte, hieß es:»Die haarfeinen Nerven außerhalb der Prostatakapsel sind sehr empfindlich. Dies kann dazu führen, dass eine Einschränkung der Potenz trotz einer Nervenschonung eintreten und dauerhaft bleiben kann ... Im Hinblick auf die sexuelle Aktivität empfiehlt sich die alte Weisheit ›Wer rastet, der rostet‹.« Deshalb solle man»den Schwellkörper schnell wieder in Schwung bringen«. Außerdem hieß es in den Informationsblättern auch immer:»Übung macht den Meister.«

Also machte sich Michael Roth, unmittelbar nachdem er den Katheter losgeworden war, an die Arbeit. Die Klinik hatte ihm für diesen Zweck sogenannte PDE-5-Hemmer der Marke»Levitra« mitgegeben. »Ein angenehmer Nebeneffekt der Krankheit: Andere Männer müssen für Viagra oder Cialis bezahlen, ich bekam es umsonst«, scherzt Michael Roth. Die Präparate sorgen dafür, dass sich mittels Stickstoffmonoxid die kleinen Blutgefäße im Penis weiten. Dies führt zu einer besseren Durchblutung des Schwellkörpers und letztlich zu einem sicheren Stand.»Ich weiß gar nicht, ob ich diese Pillen unbedingt gebraucht habe, es gibt einem aber schon ein gewisses Gefühl der Sicherheit, wenn man vorher eine Levitra einschmeißt.«

Michael Roth legte also Hand an sich.»Und ich war natürlich unheimlich froh, dass es gleich beim ersten Mal geklappt hat«, sagt er.»Es ist einfach ein gutes Gefühl, wenn dieser Teil von dir steif wird und du gleichzeitig keine Schmerzen hast.«

Und in diesem Zusammenhang war er ein gelehriger und vorbildlicher Patient.»Ich hatte am Anfang den Ehrgeiz, das Trainingsprogramm jeden Tag durchzuführen.« Wichtig ist es nämlich, nicht nur die Nerven so zu stimulieren, dass der Schwellkörper wieder erigiert. Wichtig sei es auch, das Gewebe wieder so zu normalisieren, dass der Penis nach der Erektion auch wieder abschwelle.

Michael Roth war es nicht peinlich, sich selbst zu befriedigen, und er hatte keine Scheu, über dieses Tabuthema zu reden.»Frauen machen schon lange Dildo-Abende, die sind so selbstverständlich wie Tupper-Partys. Aber wir Männer tun uns unheimlich schwer, darüber zu reden.« Michael Roth sagt, dass er schon vor seiner Operation »gewisse Übung« in der Onanie gehabt habe:»Das gehört doch zum Leben eines Menschen dazu.«

So alltäglich für Michael Roth der Weg der sexuellen Rehabilitation war, so ungewohnt war es zunächst für ihn, dass sein Orgasmus fortan »trocken« erfolgen sollte. Er hatte sich vor der Operation damit abgefunden, dass er nach dem Eingriff unfruchtbar sein würde.»Ich habe zwei wunderbare Kinder, damit habe ich meine Familienplanung abgeschlossen.« Professor Huland hatte schließlich die Samenbläschen entfernt und die Verbindung zwischen Hoden und Penis gekappt. Beim »ersten Mal« nach seiner Operation legte sich Michael Roth also Papiertaschentücher parat, um die Samenflüssigkeit zu entsorgen. Und dann hatte er beim Sex mit sich selbst zwar tatsächlich den erhofften Orgasmus, aber es spritzte keine Flüssigkeit heraus.»Dass da unten nichts mehr rauskommen würde, war mir nicht bewusst. Bei den vielen Gesprächen über die Operation und deren Folgen hatte ich das wohl überhört und überlesen. Oder es hat mir wirklich niemand gesagt.« Fünfunddreißig Jahre lang hatte er einen Orgasmus nur so erlebt, dass der Höhepunkt mit einer Portion Samen orchestriert wird. Wenn ein Vorgang einige Tausend Mal nach einem bestimmten Ritual erfolgt, ist es schon gewöhnungsbedürftig, wenn sich dieser Vorgang dann innerhalb weniger Tage ändert. Und zwar für immer.

Aber Michael Roth hatte nun die Angst überwunden, »dass gar nichts mehr geht«. Da war der Verzicht auf das Ejakulat ein Kollateralschaden, den er zu akzeptieren bereit war.»Solange er steht, nehme ich das gern in Kauf«, sagte er sich, »ich war jetzt so weit, diese Sache mit Galgenhumor zu tragen.« Schon immer hatte er mit einem Freund, der einige Jahre älter als er war, gewitzelt, dass bei ihm »doch nur noch heiße Luft rauskommen würde«. Nun war er selbst es, dem die Flüssigkeit ausgegangen war. Seinen wieder funktionierenden Schwellkörper nannte er nun liebevoll »meinen heißen Föhn«.

Harmlos oder aggressiv – wie gefährlich ist Prostatakrebs?

Prostatakrebs ist ein besonderer Krebs, weil er in den meisten Fällen sehr langsam wächst und die Menschen nicht gleich umbringt. Für Mediziner und Patienten ist dies zunächst von großem Glück: Die Ärzte können ohne Zeitdruck die richtige Therapie wählen, und die Männer bekommen nach der Diagnose kein Todesurteil übermittelt. Sie können sich einige Wochen Zeit lassen, um sich zu informieren, sie können mehrere Meinungen einholen, um dann eine Entscheidung zu treffen.

Die Onkologen stehen auf der anderen Seite aber vor schwierigen Fragen. Bei aggressiven Karzinomen in der Lunge oder im Kopf setzen sie meist sofort das ganze Spektrum des medizinischen Könnens ein, um damit Leben zu retten. Beim Prostatakrebs müssen sie abwägen zwischen der Gefahr für das Leben, die von dem Tumor ausgeht, und der Beeinträchtigung der Lebensqualität, wenn etwa durch Operationen oder aggressive Bestrahlungen Impotenz und Inkontinenz drohen.

Die Zahl der Männer, die jedes Jahr an Prostatakrebs erkranken, ist in den vergangenen Jahren rapide gestiegen. Zurzeit wird jährlich bei über 58 000 Männern in Deutschland ein neuer Tumor diagnostiziert. Nach diesen Zahlen muss statistisch gesehen jeder fünfte Junge, der heute geboren wird, davon ausgehen, dass irgendwann in seinem Leben ein Karzinom in der Prostata festgestellt wird.

Mit etwas über 20 Prozent aller Neuerkrankungen ist der Prostatatumor mittlerweile der häufigste diagnostizierte Krebs unter Deutschlands Männern, weit vor Darmkrebs mit rund 16 Prozent und Lungenkrebs mit rund 15 Prozent. Weißer Hautkrebs ist vermutlich noch etwas häufiger, er wird aber wegen seines meist harmlosen Verlaufs nicht im deutschen Krebsatlas erfasst. Anders als etwa Hoden- oder Hautkrebs wird der Prostatatumor fast ausschließlich bei älteren Männern diagnostiziert.

Auf der Basis älterer Zahlen errechnete das Berliner Robert-Koch-Institut, dass in Deutschland unter den Fünfundvierzig- bis Neunundfünfzigjährigen durchschnittlich von 100 000 Männern 271 an Prostatakrebs erkranken, bei den Sechzig- bis Vierundsiebzigjährigen waren es schon über 989 Fälle unter 100 000 Männern. Unter fünfundvierzig Jahren traten kaum Krebsfälle auf. Bei Männern unter vierzig ist die Krankheit so gut wie unbekannt.

Von 1970 bis 1990 blieb die Zahl der Neuerkrankungen in Deutschland nahezu konstant. Danach stieg sie fast explosionsartig an. Fachleute machen dafür die Einführung des PSA-Tests und das zunehmende Durchschnittsalter in der männlichen Bevölkerung verantwortlich. Das bedeutet: Es muss nicht unbedingt mehr Krebsfälle geben, es werden nur mehr Karzinome entdeckt als noch vor zwanzig Jahren. Gleichzeitig ist die Sterberate nahezu gleich geblieben. Obduktionen haben zudem gezeigt, dass bis zu 80 Prozent aller Siebzigjährigen ein verborgenes Prostatakarzinom hatten. Für Kritiker von Überdiagnose und Übertherapie in der Medizin sind dies Argumente dafür, auf einen regelmäßigen PSA-Test zu verzichten.

Prostatakrebs – die häufigste Krebsart unter deutschen Männern

Krebsneuerkrankungen pro Jahr

Insgesamt* ♂ **230.500**   ♀ Insgesamt* **206.000**

Männer			Frauen
Prostata	58 570	57 230	Brustdrüse
Darm	37 250	36 000	Darm
Lunge	32 850	13 190	Lunge
Harnblase	21 410	11 700	Gebärmutterkörper
Magen	11 000	9660	Eierstöcke
Niere	10 750	8380	Melanome der Haut
Mundhöhle und Rachen	7620	7780	Magen
Non-Hodgin-Lymphome	6780	7340	Harnblase
Melanome der Haut	6520	6620	Bauchspeicheldrüse
Bauchspeicheldrüse	6320	6500	Niere

*Schätzung   Quelle: Robert-Koch-Institut 2004

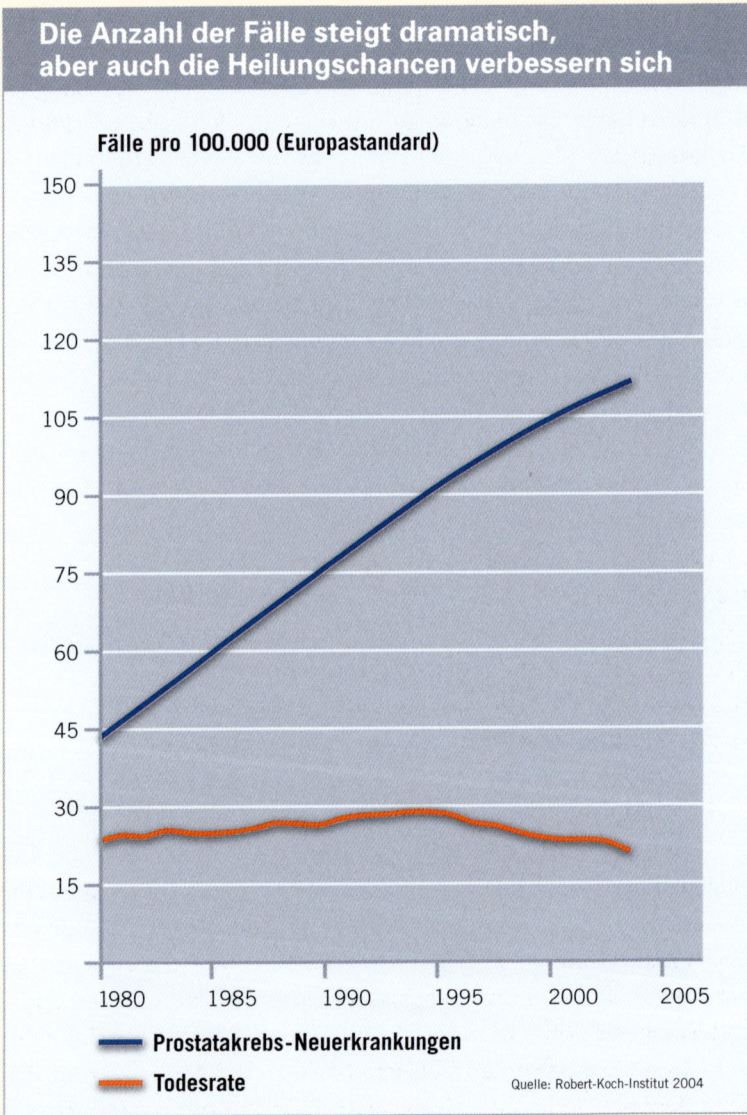

Die Anzahl der Fälle steigt dramatisch, aber auch die Heilungschancen verbessern sich

Fälle pro 100.000 (Europastandard)

Legende:
- Prostatakrebs-Neuerkrankungen
- Todesrate

Quelle: Robert-Koch-Institut 2004

Die Gegner der Prostatakrebs-Früherkennung übersehen dabei jedoch, dass auch die enorm verbesserten Behandlungsmöglichkeiten dazu beigetragen haben, die Sterblichkeit zu reduzieren. Denn jährlich sterben noch rund 11 000 Männer an Prostatakrebs. Nach Lungen- und Darmkrebs liegt er damit an dritter Stelle aller Krebstodesfälle in Deutschland.

Wie gefährlich die Krebszellen wirklich sind, können nur genaue Laboruntersuchungen ergeben. Prostatazellen unterscheiden sich für gewöhnlich stark von normalen Körperzellen. Mit dem Buchstaben G beschreiben Ärzte das sogenannte Grading, die Differenzierung der Zellen. G0 bedeutet, dass die Zellen stark differenziert sind, also wie normale Prostatazellen aussehen. G4, die höchste Stufe, heißt: Die Zellen sind sehr schlecht differenziert, es besteht ein hoher Krebsverdacht.

Wie aggressiv der Krebs wirklich ist, drücken Urologen in sogenannten Gleason-Punkten aus. Sehen die entnommenen Krebszellen unter dem Mikroskop noch sehr ausdifferenziert und annähernd wie gesunde Prostatazellen aus, unterscheiden sie sich nicht stark von normalen Körperzellen, sind sie nicht aggressiv, dann erhalten sie ein Gleason-Grading von 1 bis 2. Unterscheiden sich die aus der Prostata entnommenen Zellen sehr stark von gesunden Zellen und wachsen sie sehr schnell, dann bekommen sie eine Gleason-Einteilung zwischen 4 und 5. Zur Sicherheit werden zwei Proben unabhängig voneinander untersucht und bewertet. Ergibt die Summe aus beiden einen Wert von 9 bis 10, liegt ein besonders bösartiger Tumor vor.

Abgesehen von den Laborbefunden teilen Mediziner die Geschwulst in die sogenannte TNM-Klassifikation ein. T beschreibt die Ausbreitung des Tumors, sie reicht von T1 (nicht ertastbarer und nicht erkennbarer Tumor) über T2 (der Tumor ist auf die Prostata beschränkt) bis T4 (der Tumor hat Nachbargewebe befallen). Der Buchstabe N erklärt, ob und wie weit Lymphknoten befallen sind. Bei N0 sind keine Lymphknoten befallen, bei N3 sind Metastasen in den Lymphknoten vorhanden, die bereits größer als fünf Zentimeter sind. Der Buchstabe M sagt aus, ob es Fernmetastasen in anderen Körper-

Wer mit der Behandlung nicht lange wartet, hat gute Chancen

Natürlicher Krankheitsverlauf unbehandelter Patienten

Stadien	Metastasen vorhanden	Todesrate nach 5-10 Jahren
T1a	0%	2%
T1b	25%	20%
T2a	15%	20%
T2c	35%	70%
T3	50%	75%
N1-3, M1	100%	> 50% (3 Jahre)

Quelle: Hartwig/Huland

regionen gibt. M0 heißt, es gibt keine Tochtergeschwülste. M1 bedeutet, es liegen Metastasen vor, M1b bezeichnet zum Beispiel den Zustand, dass Tochtergeschwülste in die Knochen gewandert sind.

So präzise die Einteilungen auch sein mögen, letztlich sollten die Mediziner stets zusammen mit ihren Patienten im Einzelfall entscheiden, wie sie in der Behandlung vorgehen. Und jeder Urologe wird dazu eine etwas andere Meinung haben, wenn es sich nicht um so eindeutige Fälle wie bei Michael und Uli Roth handelt. Professor Huland, bei dem sich die Brüder Roth operieren ließen, stellt bei seiner Beurteilung, ob und wie er behandeln will, die Berechnung auf, wie lang die Lebenserwartung seines Patienten ist. Dabei ist nicht die mittlere Lebenserwartung der Männer, die momentan in Deutschland bei 76,6 Jahren liegt, entscheidend. Ausschlaggebend ist, wie lange der Patient aufgrund seines jeweiligen Gesundheitszustands und seiner individuellen Umstände erwartungsgemäß noch zu leben hat. Ein fitter Opa mit siebzig Jahren kann durchaus noch 15 bis 20 Jahre leben, eine Operation würde sich somit auf jeden Fall lohnen.

Ab dem fünfundsiebzigsten Lebensjahr operiert Huland nur noch in Ausnahmefällen – was in den Patientengesprächen oftmals auf Unverständnis stößt. »Und das liegt an dem Wort Krebs«, sagt Huland. »Es ist manchmal sehr schwer zu vermitteln und jemandem direkt zu sagen, er habe Krebs, brauche aber wegen seines fortgeschrittenen Alters nichts zu unternehmen.«

3

Uli Roth: Diagnose Krebs

Der Zwillings-Krebs und die Schwierigkeit, damit umzugehen

Wann immer Michael Roth mit den Professoren Seggewiß und Bonfig sowie später mit den Professoren Michel und Huland über Krebs und dessen Ursachen sprach, hörte er einen Satz: »Auch Ihr Zwillingsbruder muss sich sofort untersuchen lassen. Die Wahrscheinlichkeit, dass in seiner Prostata ebenfalls ein Tumor gewachsen ist, ist ziemlich hoch.« Uli Roth beeindruckten diese Warnungen, die ihm sein Bruder übermittelte, zunächst nicht sonderlich. Er machte sich Sorgen um seinen Bruder, seine Prostata kümmerte ihn in diesem Zusammenhang wenig.

Vor allem beruhigten ihn anfangs seine eigenen PSA-Werte. Er war noch zwei Monate zuvor, im Februar 2009, beim Urologen gewesen, um einen PSA-Test machen zu lassen. Damals lag der Wert bei 1,2 Nanogramm. Das war zwar etwas erhöht, aber auch nicht besorgniserregend, weil er in etwa auf dem Niveau der Messungen vergangener Jahre lag. Wie Michael ging auch Uli Roth seit sieben Jahren regelmäßig zum PSA-Test.

Doch Michael hatte nicht locker gelassen. Immer wieder hatte er, schon nach seinem ersten eigenen Krebsverdacht, Uli bedrängt, sich erneut testen zu lassen. »Gelegentlich haben wir auch geflachst, wie es wäre, wenn jetzt beide gleichzeitig Krebs bekämen«, erinnert sich Michael. »Ich habe immer gedacht, vielleicht ist er in fünf Jahren so weit.«

Doch Uli zögerte noch, zum Arzt zu gehen. Erst als Michael seinen Biopsie-Befund erhielt, änderte sich seine Einstellung. Und zwar radikal. »Schon zu diesem Zeitpunkt war mir irgendwie klar, dass ich es ebenfalls habe. Ich habe nur mit niemandem darüber gesprochen. Mein Gefühl sagte mir einfach, dass es auch in diesem Fall so sein wird, wie es immer bei uns war. Die Kinderkrankheiten, die ausgefallenen Zähne, ich würde auch diesen Tumor bekommen.« Aber auch er dachte insgeheim noch wie sein Bruder: Irgendwann wird es bei mir ausbrechen, vielleicht in ein paar Monaten, vielleicht in ein paar Jahren.

Auf jeden Fall fuhr Uli Roth Ende April schließlich zu seinem Urologen ins benachbarte Dossenheim und ließ sich ein weiteres Mal Blut abnehmen. Drei Tage später übermittelte Dr. Rolf-Werner Otto am Telefon das Ergebnis. Ausgerechnet an dem Tag, an dem morgens Michael in Hamburg operiert wurde und seinen Tumor loswurde. Es war beinahe so, als sei der Krebs von einem Zwilling auf den anderen gewandert. Der PSA-Wert hatte sich seit der vergangenen Untersuchung im Februar weiter erhöht. Er lag jetzt bei 3,9, zwar noch knapp unter der 4,0-Schwelle, aber der starke Anstieg innerhalb weniger Wochen verhieß nichts Gutes.

Dr. Otto machte ein paar Tage später zusätzlich eine Tastuntersuchung. Er kontrollierte mit seiner Hand die Prostata und fand eine Stelle, die nicht so weich war wie das übrige Organ. Zusätzlich führte er noch eine Prostatamassage durch, bei der durch den Druck auf das Organ eventuell vorhandene Krebspartikel zunächst in die Harnröhre ausgeschieden werden und von dort in den Urin gelangen können.

Die gewonnenen Hinweise allein waren jedoch noch längst kein Beweis dafür, dass tatsächlich ein Tumor vorhanden war. Aber zusammen mit dem PSA-Wert und den Ergebnissen seines Bruders machten sie den Urologen nervös. Uli besprach mit Otto das weitere Vorgehen, sie kamen überein, dass er mit dem belastenden Eingriff einer Biopsie noch warten und zunächst eine Ultraschalluntersuchung vornehmen lassen solle.

Also meldete sich Uli Roth in der radiologischen Abteilung des Universitätsklinikums Mannheim an. Dort führten ihm Mitarbeiter am 5. Mai 2009 eine Ultraschallsonde in den Enddarm ein. »Danach liegt man eine Stunde lang mit einem Rohr im Hintern in einer Röhre; eine solche Untersuchung ist wirklich ein Traum«, sagt Uli Roth. Über eine Sonografie kann anschließend der Tumor sichtbar gemacht werden. Stefan Schönberg, der Professor für Radiologie, zeigte Uli Roth »auch für mich klar erkennbare Felder, an denen der Ausschlag des Computers deutlich nach oben ging«. Mit einer Wahrscheinlichkeit von 85 Prozent, so erklärte ihm der Mediziner, spräche dieses Bild für aktive Krebszellen. Mit »aller Diplomatie« habe ihm der Radiologe zwar gesagt, »dass es durchaus noch Hoffnung geben würde, dies müsste kein Tumor sein«, sagt Uli. »Für mich aber war es endgültig, dass auch ich jetzt Prostatakrebs habe.« Bis zu diesem Zeitpunkt sei Uli für ihn »ein Mitkämpfer« gewesen, meint Michael Roth, nun wurde aus dem »Berater ein Betroffener«.

Das war »ein neues Schockerlebnis«, wie Uli Roth bemerkt. Um eine endgültige Diagnose zu bekommen, wollte er einen Termin für eine Biopsie bei dem Urologie-Professor Maurice Stephan Michel ausmachen. Das war jener Mediziner am Klinikum Mannheim, den sein Bruder in die engere Wahl für eine Operation gezogen hatte.

Für Uli Roth stürzte in diesen Tagen seine bisher so heile Welt zusammen. Einerseits war es jetzt seine eigene Krankheit, die ihn beschäftigte. Andererseits hatte er weiterhin Angst um seinen Bruder. Und es kam noch etwas hinzu: Wenige Tage vorher war bei seiner Mutter durch Zufall während einer Ultraschalluntersuchung ein Tumor in der Niere festgestellt worden, der bereits so groß war, dass er dringend herausoperiert werden musste. Vierzehn Jahre zuvor hatte Mutter Roth bereits einen Tumor in der Brust gehabt. Und gleichzeitig freute sie sich mit ihrem Ehemann Ossi schon seit Monaten auf ihre Goldene Hochzeit, die am 30. Mai stattfinden sollte. Verwandte seiner Mutter aus Peru und aus der ganzen Welt hatten sich bereits zu diesem Fest angemeldet.

Uli Roth befand sich nun in einer Zwickmühle. »In dieser Situation war mir völlig klar, dass ich niemandem meiner Verwandten und

Freunde etwas von meiner Diagnose sagen konnte. Nur Michael und mein Geschäftspartner und Freund, der mit in Kitzbühel war, wussten etwas davon. Meine Eltern hatten schon wegen Michaels Erkrankung ihre Goldene Hochzeit absagen wollen. Das hatten wir ihnen ausgeredet. Wenn sie jetzt erfahren hätten, dass ich auch Prostatakrebs habe, dann hätten sie mit Sicherheit alles abgeblasen. Ich musste schweigen. Und das war mir zunächst gar nicht so unrecht. Ich wollte bis zur Operation weiterarbeiten wie bisher. Ich fühlte mich ja nicht krank. Ich glaubte, dass mich die Arbeit und das Alltagsgeschäft ablenken würden. Aber das war eine Fehleinschätzung.«

Der Zufall wollte es, dass seine Mutter ausgerechnet von Professor Michel an der Niere operiert werden sollte. Also rief Uli Roth den Urologen an und sagte ihm, er komme demnächst mit seiner Mutter zu einem Termin. Und dabei könnten sie ja auch über die Auswertung der Ultraschallaufnahmen seiner Prostata sprechen und das Vorgespräch für die Biopsie führen. Das müsse allerdings heimlich geschehen, seine Mutter dürfe auf keinen Fall etwas von seiner Erkrankung erfahren. Michel, ein sehr verständiger Mediziner, fand diese Strategie von Uli Roth zwar nicht gut, meinte, jeder Mann brauche nach einer derartigen Diagnose Zuspruch. Er versprach aber dennoch, sich an die Roths Wünsche zu halten und seiner Mutter nichts zu verraten.

So ähnlich die Zwillingsbrüder Roth in vielen Dingen des Lebens auch gewesen waren, so unterschiedlich reagierten sie in der bisher größten Krise ihres Lebens. Während Michael seinen Alltag radikal veränderte, seinen Job aufgab, sich nur noch um die Krankheit und sein eigenes Wohlbefinden kümmerte, reagierte Uli mit einer Verdrängungsstrategie. Er stürzte sich in die Arbeit, sorgte sich um die Krebserkrankungen seines Bruders und seiner Mutter und empfand es als große Last, sich um die eigene Behandlung bemühen zu müssen.

Bis zu dem Termin zwei Wochen später redete Uli Roth weiterhin mit niemandem außer Michael und dem Freund und Geschäftspartner über seinen wahrscheinlichen Krebsbefund. »Wir haben alle gemerkt,

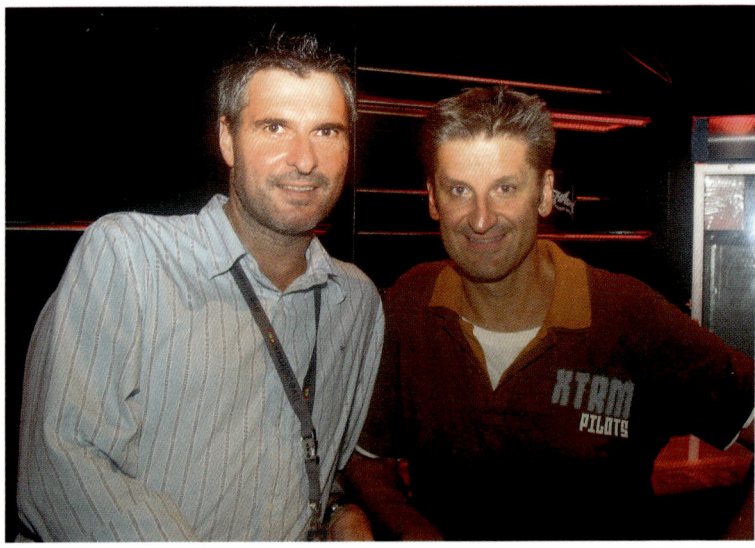

Uli Roth und Hartmut Engler: »Er will weiterhin unser Turm in der Festung sein.«

dass irgendetwas mit ihm nicht stimmt«, sagt Schwester Monika. »Er war ein bisschen eigenartig. Aber wir haben es auf die Krebserkrankung von Michael zurückgeführt.« Zu Ulis Leidwesen war Michael direkt nach seiner Operation zur Rehabilitation und zum Entspannen nach Fuerteventura geflogen. Er war über dreitausend Kilometer weit entfernt. Zwar sprach er jeden Tag mit ihm – doch eben nur übers Telefon. »Und dann sagte Michael eines Tages zu mir: ›Du erzählst es jetzt unseren Eltern, ich spür doch, dass es dir nicht guttut, alles zu verheimlichen. Du verdrängst nur, und das macht alles nur noch schlimmer.‹«

Uli wusste, dass sein Bruder Recht hatte. Er wusste, dass er vor der Realität und vor sich selbst geflüchtet war. Mitte Mai fuhren er und seine Mutter gemeinsam ins Krankenhaus nach Mannheim. Uli hatte weiter große Bedenken, seine Mutter, die wegen des eigenen Arztbesuchs ohnehin schon sehr aufgeregt war, nun auch noch mit seiner Erkrankung zu belasten. Doch dann begann er dieses schwierige

Gespräch: »Geteiltes Leid ist halbes Leid: Ich fahre heute nicht nur wegen dir zum Arzt nach Mannheim. Ich habe selbst einen Termin. Ich habe nämlich das gleiche wie Schorle.« Zunächst sei seine Mutter gefühlsmäßig zusammengebrochen. Dass nun noch ihr zweiter Sohn innerhalb weniger Wochen diese Diagnose bekommen hatte, war für sie schwer zu verkraften. Aber dann habe die Information doch etwas Gutes gehabt. Die Angst vor ihrer eigenen Krankheit sei bei seiner Mutter mit einem Mal nicht mehr so groß gewesen. »Ich habe nur noch an Michael und Uli gedacht, alles andere war weggeschoben«, erzählt Ursula Roth. »Wir hatten ja schon vorher irgendwie befürchtet, dass nach Schorle auch der Uli betroffen ist«, sagt Vater Ossi Roth, »aber doch nicht so schnell!«

Für sich selbst, sagt Uli Roth, sei das Gespräch im Auto »wie eine Befreiung gewesen. Ich habe mich plötzlich sehr, sehr, sehr gut gefühlt.« Es war, als sei eine Last von seinen Schultern gefallen. Die Last, selbst in schwierigen eigenen Zeiten mehr an die anderen als an sich selbst zu denken. Die Goldene Hochzeit, der Krebs der Mutter, der Tumor des Bruders. All dies war für ihn wichtig gewesen, nun wurde mit diesem Geständnis gegenüber seiner Mutter auch seine eigene Krankheit bedeutsam. »Ich bin daraufhin gleich zum Professor gegangen und habe ihm gesagt, das Spiel sei aus. Wir können jetzt ganz geradeaus miteinander reden.«

Uli Roth hat an diesem Tag gemerkt, wie entscheidend es für den Erfolg der eigenen Therapie ist, mit anderen Menschen über die Krebserkrankung zu reden: »Reden tut dir gut, habe ich gespürt, und so redete ich fortan mit jedem darüber, auch wenn er es nicht hören wollte.« Er begriff erst im Nachhinein, dass er darunter gelitten hatte, wenn ihn Bekannte auf den Krebs seines Bruders ansprachen, wie sie seinem Bruder aufmunternde Worte mitgaben und er sich gleichzeitig über sich selbst nicht zu reden getraute.

Im Rückblick vergleicht Uli Roth seine schwere Zeit des Schweigens mit einer Person, die fastet: »Fasten allein ist oft schwer und belastend. Deshalb will jeder, der fastet, anderen Menschen mitteilen, dass er fastet. Er will es anderen erzählen, die nicht fasten, weil er dadurch Zuspruch erhält.«

Uli Roths Schweigen und die anfängliche Gelassenheit, mit der er seine Diagnose ertragen hatte, hängen wohl damit zusammen, dass die schlechte Nachricht nicht wie ein Blitz bei ihm einschlug. Es war eher »ein schleichender Prozess«, wie bei einem Hochwasser, das immer weiter ansteigt und dann die Dämme brechen lässt. Schon als ihm Michael die Information überbrachte, dass auch er gefährdet sei, musste er mit dem Schlimmsten rechnen.

Dann kamen die langen Gespräche in Kitzbühel, in denen er sich mit Michael in die Krankheit hineindenken konnte. Er hatte schon alle Informationen über die Behandlungsmöglichkeiten »gehört, gesehen, gelesen und erörtert«, wie er sagt, und die möglichen Folgen in seinem Kopf gespeichert, als er seinen Urologen aufsuchte. Und auch die ersten Diagnosen seines Haus-Urologen waren zunächst nicht eindeutig, sodass vieles im Vagen blieb.

Für viele Patienten, die mit der eigenen Krebserkrankung konfrontiert werden, mag dieser schleichende Prozess von Vorteil sein. Für Uli Roth bot er einen idealen Boden, um seine Krankheit wochenlang zu verdrängen. Bisher war es oft so gewesen, dass Uli der Vorreiter war – derjenige, der Michael einen Schritt voraus war und ihm bisweilen den Weg geebnet hatte. »Er musste den Prozess der Ärztetour nicht noch einmal durchziehen, er konnte von dem Wissen profitieren, das wir gemeinsam zusammengetragen hatten«, sagt Michael.

Spätestens am Tag seiner Biopsie konnte auch Uli Roth körperlich spüren, was Krebs bedeutet: »Da liegst du in diesem Frauenarztstuhl, die Beine gespreizt. Dann sagt der Arzt, du sollst mit deinen Händen die Hoden hochziehen. Und dann stehen drei Leute um dich herum und schauen dir in den After. Großartig.« Dies war die psychische Seite.

Physisch waren die Schüsse in die Prostata, mit denen Gewebeproben entnommen wurden, eher unangenehm als schmerzhaft. »Für mich war endgültig klar, dass ich nicht mehr der Alte bin und irgendetwas in meinem Körper fürchterlich schiefgelaufen ist, als ich das erste Mal nach der Biopsie onaniert habe«, sagt Uli.

Der Akt der Selbstbefriedigung war ein medizinischer Auftrag. Onanie ist nützlich, weil dadurch Blutpartikel, die sich beim Rauszwacken der Zellen in der Prostata gebildet haben können, über die Samenleiter entsorgt werden. Also machte sich Uli Roth unter der Dusche an seinen Job. »Als der Samenerguss komplett blutig war, erschrak ich fürchterlich. Irgendwie haben mich die Ärzte ja darauf vorbereitet, aber als ich das Ergebnis dann auf dem Boden der Dusche sah, sind mir die Knie richtig weich geworden. Dass man schon mal Blut im Urin haben kann, wusste ich, aber so unnatürlich viel und obendrein tiefrotes Ejakulat zu haben, das ist schon etwas anderes. Ich glaube, das war der entscheidende Moment dafür, dass die Krankheit in meinem Kopf angekommen ist. Danach wusste ich: Du bist krank, und dieses Ding muss komplett raus.« Die rote Farbe hielt noch bei drei weiteren »Reinigungsvorgängen« an, wechselte schließlich ins Bräunliche, und erst danach hatte der Erguss wieder seine Standardfärbung.

Uli Roth wusste jetzt, dass auch er eine Krankheit hatte, die tödlich enden würde, wenn er nichts dagegen unternahm. Aber so richtig vermochte er sich mit dem Ernst der Lage immer noch nicht abzufinden. Wieso konnten so ein paar Zellen einen stärker beeinflussen als alles das, was er sich im Laufe der vergangenen Jahre aufgebaut hatte? Wichtige Auftritte von PUR standen an, wie konnten es so ein paar aus dem Ruder gelaufene Zellen wagen, seine Arbeit in dieser Phase zu stören? »Prostatakrebs ist eine so tückische Krankheit, weil sich die Männer in der Regel dabei körperlich topfit fühlen«, sagt er. »Und deshalb war ich am Anfang auch so naiv. Es dauert eine Zeit, bis man realisiert: Hey, es ist Krebs. Da muss aus dem Körper etwas herausgeschnitten werden. Da kommt etwas raus, und es ist nicht so wie bei einem Kreuzbandriss, den wir Sportler meist gut kennen, wo nur die Mechanik des Körpers gestört ist.«

Erst allmählich war Uli Roth bereit, für sich zu realisieren, dass er die gleiche Krankheit wie sein Bruder hatte und dass nur seine

Reaktion darauf abweichend war von der Michaels. »Jeder Mensch, bei dem Krebs diagnostiziert wird, hat eine andere Wahrnehmung seiner Krankheit. Es fängt schon damit an, dass man lernen muss, dieses Wort auszusprechen, wenn man über sich spricht. Viele trauen sich nicht und umschreiben sie mit dem Wort ›Karzinom‹. Ich habe immer das Wort ›Tumor‹ benutzt.«

Uli Roth hatte mit seinem Bruder alle Schritte besprochen und erlebt, die ihm jetzt noch bevorstanden. Und ihm war klar, dass auch er um eine Operation nicht herumkommen würde. »Wir hatten das Glück, dass die Aussagen aller von uns kontaktierten Mediziner so einheitlich waren. Das hat uns viel von dem Druck genommen, weil wir genau wussten, dass wir das Richtige taten.« Nachdem er seinen Zwillingsbruder in der Hamburger Martini-Klinik besucht, die Arbeitsweise des ärztlichen und pflegerischen Personals kennengelernt hatte und Michael auch mit dem Ergebnis der Behandlung sehr zufrieden war, kam auch für Uli Roth keine andere Klinik infrage.

Am 26. Mai hatte Uli sein Vorgespräch mit Professor Huland. Er kannte den Operateur noch nicht persönlich, weil der unmittelbar nach dem Eingriff von Michael in Urlaub gefahren war. Vieles von dem, was Huland sonst seinen Patienten vor der OP erklärt, konnte er sich sparen, weil Uli Roth genau wusste, was ihn erwarten würde. Doch während sein Zwillingsbruder auf einem schnellen Operationstermin bestanden hatte, unternahm Uli einen letzten Versuch, Aufschub zu erhalten. Er erklärte Huland, dass es ihm gar nicht so recht sei, wenn er schon bald drankäme. Ihm sei es im Herbst am liebsten. Denn dann hätte er Zeit, weil die Promotionstour für die neue PUR-CD »Wünsche«, die am 4. September erscheinen sollte, abgeschlossen sei.

Huland ist ein freundlicher Herr, aber er kann auch sehr bestimmt sein, wenn es um das beste Ergebnis seiner Arbeit und damit auch um die Gesundheit seiner Patienten geht. Der Prostata-Fachmann sagte Uli Roth, er sei »sehr froh«, dass er jetzt dieses Gespräch mit ihm führen könne. Er habe in jeder Woche viele Gespräche dieser Art mit Patienten, einigen könne er gute Hoffnungen machen, anderen müsse er bittere Wahrheiten mitteilen. Stellen Sie sich eine Skala von eins bis zehn vor, erklärte er. Es gibt Männer, denen müsse er mitteilen, dass sie auf der Stufe zehn sind. Die Aussichten, ohne große Nachwirkungen davonzukommen, seien in diesen Fällen sehr gering. »Aber Sie sind auf der Stufe eins«, sagte er. Wenn er Glück habe, könnten »wir uns hier in fünf Jahren wiedersehen und der Tumor ist genauso groß wie heute«. Die Operation seines Bruders aber habe gezeigt, wie notwendig die Prostatektomie bei ihm gewesen sei. Und vor allem, wie gut es gewesen sei, dass man sie so frühzeitig vorgenommen habe.

Uli Roth hatte verstanden. Sie einigten sich auf den 17. Juli als Operationstermin. Bis dahin wollte er alle notwendigen Dinge so weit abgearbeitet und vorbereitet haben, dass er sich ruhigen Gewissens ins Krankenbett legen konnte.

Wie der Tumor entsteht – und die Frage der Vererbung von Krebs

Wie jeder andere Krebs entsteht der Prostatatumor, indem Zellen des Körpers außer Kontrolle geraten. So wie ein Auto auf abschüssiger Straße, das immer schneller wird und dessen Bremsen versagen, vermehren sich die Zellen ungehemmt und unkontrolliert. Und ähnlich wie der Fahrer am Lenkrad des ungebremsten Autos haben nun auch die Steuerungsmechanismen des Körpers kaum noch Möglichkeiten einzugreifen.

Gegen die Entstehung von Krebszellen gibt es bisher so gut wie keinen Schutz. Denn jede Zelle muss sich erneuern – und aus diesem Grund muss sie sich teilen. Dafür gibt sie alle Informationen über ihren Aufbau an die Tochterzelle weiter. Beim Kopieren der Informationen können aber Fehler entstehen und damit auch die Erbinformationen fehlerhaft werden. So wie ein böses Gerücht in die Welt gesetzt wird, das von Mensch zu Mensch weitergegeben wird, verbreitet diese falsch gepolte Zelle nun den Befehl ungebremsten Wachstums. Über das Lymphsystem können die schadhaften Zellen auch an andere Körperstellen gelangen und dort Tochtergeschwülste bilden.

Bei einem jungen Mann ist die rund 20 Kubikzentimeter umfassende Prostata ein homogenes Gebilde mit gleichmäßig geformten Zellen. Etwa ab dem fünfzigsten Lebensjahr entwickelt die Hälfte aller Männer gutartige Wucherungen, die sich meist im Inneren der Vorsteherdrüse bilden und die gesunden Teile der Prostata nach außen drücken. Mit der Entstehung von Prostatakrebs haben sie nichts zu tun.

Der Tumor entwickelt sich meist am äußeren Rand der Vorsteherdrüse, die wie ein halber Apfel geformt ist. Die mutierten Prostatazellen weisen einige Besonderheiten auf. Sie bilden vielfach sogenannte solide Tumoren, das heißt, die außer Kontrolle geratenen Zellen stecken lange in einem einzigen Organ fest, so wie ein Gerücht in einer bestimmten Partei bleiben kann, ehe es an die breite Öffentlichkeit gelangt. Zudem ist das Interesse an diesem Gerücht zunächst nicht sonderlich groß. Prostatatumoren wachsen und verbreiten sich sehr langsam. Im Frühstadium braucht es zwei bis vier Jahre, bis sie sich verdoppelt haben. Zu diesem Zeitpunkt sind sie deshalb schwer zu entdecken und verursachen keine Beschwerden. Es gibt auch noch eine weitere Besonderheit: Es existieren meist keine Knoten wie etwa beim Nierenkrebs, sondern die Tumoren bilden nur kleine Nester von zwanzig bis dreißig Zellen, was dazu führt, dass sie von Ärzten nur sehr schwer zu entdecken sind.

Noch ist ungeklärt, warum die normalen Zellen beginnen, sich umzuwandeln. Meist gibt es nicht nur eine Ursache, sondern es müssen sich viele Faktoren zusammenfinden, damit eine Zelle außer Kontrolle gerät.

Beim Prostatatumor werden vier Gründe diskutiert:

Hormonelle Faktoren

Das stärkste Indiz dafür, dass die männlichen Sexualhormone eine wichtige Rolle bei der Entstehung von Prostatakrebs spielen, ist die Tatsache, dass Eunuchen, die vor der Pubertät kastriert wurden, kein Prostatakarzinom bekommen können. Und es ist bewiesen, dass der Entzug des männlichen Sexualhormons Testosteron den Umfang der Prostata verkleinert und bei 80 Prozent der Fälle das Krebswachstum verlangsamt. Zugleich blieben einige Fragen offen: So ist noch nicht geklärt, warum fast ausschließlich ältere Männer unter Prostatakrebs leiden, die in ihren Hoden nur noch wenig Testosteron produzieren können. Wenn Testosteron eine wichtige Rolle spielt, sollte man eigentlich annehmen, dass es besonders junge Männer trifft, die viel von dem männlichen Sexualhormon produzieren.

Lebensumstände

Die Neuerkrankungsrate bei Prostatakrebs liegt in Japan und in Indien um ein Vielfaches unter der in Deutschland und in den USA. Bei schwarzen Amerikanern ist sie höher als bei weißen, in Nordeuropa größer als in Südeuropa. Die fischreiche Ernährung der Japaner im

Gegensatz zu den fleischessenden McDonald's-Freunden in den USA ließ Wissenschaftler vermuten, dass die Essgewohnheiten eine wichtige Rolle beim Anstieg der Krebsrate spielt. Wanderten Japaner nämlich in die USA aus, glich sich bei ihnen die Häufigkeit der Krebsfälle an die der Amerikaner an. Waren Japaner in der zweiten oder dritten Generation in den USA und aßen sie das Gleiche wie die Einheimischen, so waren die Krebsraten nahezu identisch. Als krebsfördernd gelten Fette und tierisches Eiweiß, krebsmindernde Eigenschaften scheinen Obst und Gemüse wie Broccoli oder Rosenkohl zu haben. Auch die Menge der aufgenommenen Kalorien könnte nach wissenschaftlichen Untersuchung eine krebsfördernde Rolle spielen. Zumal Übergewicht auch beim Hormonhaushalt eine Rolle spielt. Welche Rolle die Ernährung für den Prostatakrebs tatsächlich spielt, ist jedoch ebenso ungeklärt wie der oft diskutierte Einfluss von Umweltgiften.

Infektionen

Seit einigen Jahren ist bekannt, dass Infektionen mit bestimmten Viren Krebs auslösen können, etwa Tumoren in der Leber durch Hepatitis oder Gebärmutterhalskrebs durch Humane Papillomaviren (HPV). Und seit wenigen Jahren gibt es Impfungen gegen diese Viren. Besonders die Immunisierung gegen HPV wird als die erste Impfung gegen Vorstufen von Krebs gefeiert. Es gab Vermutungen, dass das Papillomavirus, das den Gebärmutterhalskrebs bei Frauen auslöst, auch für den Prostatakrebs verantwortlich sein kann. Diese These gilt inzwischen als widerlegt. Da die Prostata mit der Harnröhre verbunden ist, nahmen andere Wissenschaftler an, dass Erreger von Harnwegsentzündungen für Prostatakarzinome verantwortlich sein können. Im September 2009 untermauerten Forscher der Universität von Utah in Salt Lake City (USA) diese These. Sie konnten das Virus XMRV überdurchschnittlich häufig im Gewebe von Prostatatumoren nachweisen. Zudem waren die Tumoren, in denen XMRV gefunden wurde, deutlich aggressiver als übliche Geschwulste. Eine Impfung gegen dieses Virus könnte möglicherweise die Entstehung dieser Tumoren verhindern.

Genetische Faktoren

Bisher konnten noch keine Abschnitte auf dem Genom von Patienten eindeutig identifiziert werden, die für die Entstehung des Prostatakarzinoms verantwortlich sind. Einige stehen im Verdacht, zumindest für bestimmte Eigenschaften der Tumoren, zum Beispiel die Hormonresistenz, verantwortlich zu sein – und werden erforscht.

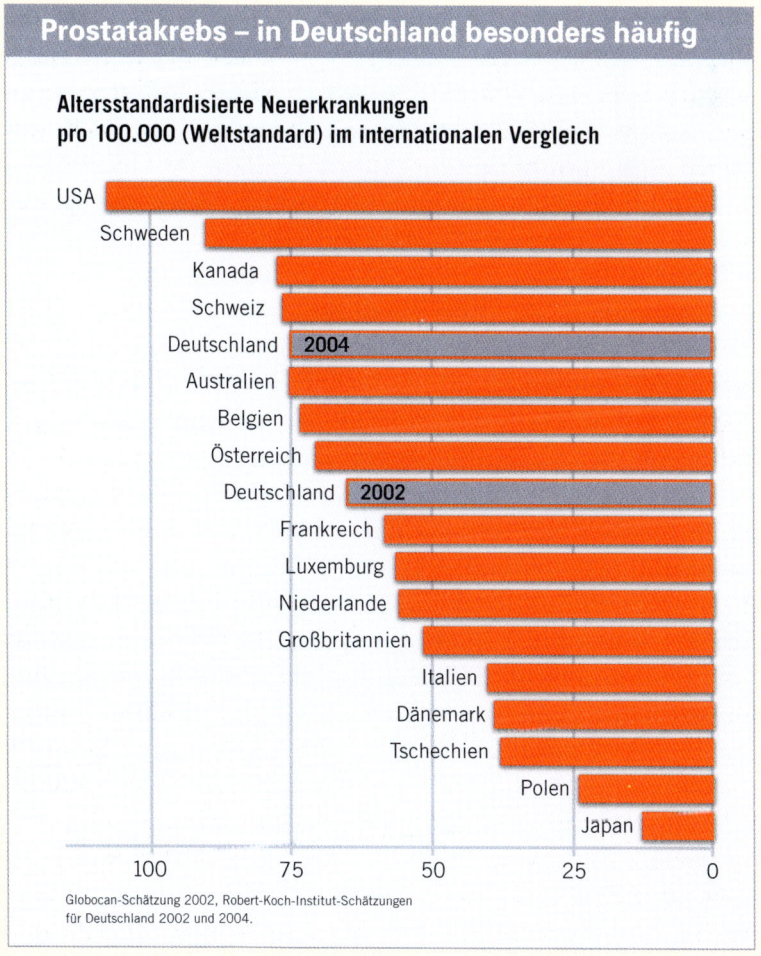

Prostatakrebs – in Deutschland besonders häufig

Altersstandardisierte Neuerkrankungen
pro 100.000 (Weltstandard) im internationalen Vergleich

Globocan-Schätzung 2002, Robert-Koch-Institut-Schätzungen
für Deutschland 2002 und 2004.

Auch gab es häufiger Krebserkrankungen, wenn auf einer bestimmten Position der DNA Genveränderungen festzustellen waren. Die Brüder Roth könnten ein Beispiel für den großen Einfluss genetischer Faktoren sein, weil sie einen fast identischen Chromosomensatz besitzen. Allerdings ist bei der Zwillingstheorie zu bedenken, dass Zwillinge nicht nur fast identische Gene haben, sondern meist auch sehr ähnlichen Umweltfaktoren ausgesetzt waren.

Untersuchungen haben ergeben, dass Männer, deren Brüder oder Väter oder deren Onkel und Großväter Prostatakrebs hatten, ein zwei- bis dreimal höheres Krebsrisiko tragen als Männer, die nicht erblich vorbelastet waren. Prostatakarzinome begannen bei ihnen im Durchschnitt zehn Jahre früher zu wachsen als bei Männern ohne erbliche Vorbelastungen. Waren gar mehrere Verwandte ersten und zweiten Grades betroffen, stieg die Gefahr noch weiter an.

Weil der erbliche Einfluss unbestritten ist, drängten die Ärzte nach der Diagnose von Michael Roth darauf, dass sich auch Uli untersuchen lassen sollte. Unklar ist allerdings immer noch, wie groß der erbliche Einfluss wirklich ist.

Die Urologische Klinik des Münchner Klinikums rechts der Isar versucht derzeit in einem Nationalen Forschungsprojekt herauszufinden, welche Männer für Prostatakrebs besonders gefährdet sind (siehe Internetadressen S. 181). Denn es gibt auch Studien, die die Bedeutung des familiären Hintergrunds abschwächen. Eine schwedische Forschergruppe fand nämlich heraus, dass Männer viel häufiger zur Früherkennung gingen, wenn sie einen Krebsfall in der Verwandtschaft hatten. Auf diese Weise entdeckten Ärzte eher das Prostatakarzinom – und die nachweisbare Rate von Krebsfällen stieg dadurch an.

Die Prostata-Brüder: Die Entscheidung, mit ihrer Krankheit an die Öffentlichkeit zu gehen

Die Reaktionen von Michael und Uli, ihren Tumorbefund erst für sich zu behalten, sind typisch für viele Männer, die von ihrer Diagnose Prostatakrebs erfahren – besonders, wenn sie noch so jung wie die Roths sind. Schon allein das Wort »Krankheit« hat etwas mit Schwäche zu tun. Das öffentliche Eingeständnis, krank zu sein, bedeutet, gegenüber Freunden, Verwandten, Bekannten, aber auch gegenüber Geschäftspartnern und Arbeitskollegen eingestehen zu müssen, dass man nicht mehr so leistungsfähig ist wie früher. Und womöglich eine Zeit lang, vielleicht aber auch für immer, nicht mehr am normalen Leben teilhaben kann. Männer mit siebenundvierzig Jahren haben Schwierigkeiten, dies zuzugeben, weil sie sich nicht gern als schwaches Opfer eines Schicksals verstehen, sondern sich immer als Herren des Geschehens geben wollen.

Deshalb machte Michael Roth die verbalen Verrenkungen, als er beim TV Großwallstadt seinen sofortigen Rückzug als Trainer bekannt gab. Und deshalb trug Uli Roth seine Krebsdiagnose so lange allein mit sich herum. In diesem Fall kam noch ein weiterer gravierender Grund hinzu, warum sie schwiegen: Die Folgen von Prostataerkrankungen verbinden viele Leute mit nachlassender Manneskraft und tropfenden Harnröhren. Niemand möchte dazugehören. Auch wenn diese Assoziationen nicht mehr der heutigen medizinischen Realität entsprechen, vergrößern sie die Angst, sich öffentlich als Opfer dieses Tumors zu bekennen. Auf diese Weise wird aus einer Krebserkrankung, die jeden treffen kann, ein Tabuthema.

Erst als Michael Roth nach seiner Operation auf Fuerteventura weilte, begann für ihn ein Prozess des Umdenkens. Er war allein, fing auf dem langen Sandstrand zunächst mit Spaziergängen an, ging dann zum Walken über. Er telefonierte jeden Tag mit Uli und merkte dabei, wie schwer der sich im Umgang mit seiner eigenen Diagnose tat.

Langsam reifte in ihm der Gedanke, womöglich doch mit ihrer Krebsgeschichte an die Öffentlichkeit zu gehen. Das war zum einen durchaus Selbstschutz. Als medienerfahrene Promotionsleute wussten beide, dass ihre Krankheit ein Thema für die Öffentlichkeit werden könnte. Handball-Zwillinge, die Krebs bekommen, sind interessant. Dazu hatten die Roths durch ihre Karrieren als Bundesligatrainer und Musikmanager einer Band, die mit ihren Alben stets an die Spitze der Hitparade gestürmt ist, ihren Bekanntheitswert nach dem Ende der Sportlerlaufbahn durchaus erhalten können. »Wir waren so Halb-Prominente, und es stand zu befürchten, dass wir irgendwann auf der Seite eins einer Boulevardzeitung erscheinen würden, ohne die Berichterstattung beeinflussen zu können«, sagt Uli. »Deshalb haben wir überlegt, ein einziges Mal mit unseren wahren Krankengeschichten an die Öffentlichkeit zu gehen, um danach unsere Ruhe zu haben.« Zudem hatte Michael festgestellt – später folgte ihm in dieser Einschätzung auch Uli –, »dass es einfach guttut, mit vielen Menschen darüber zu reden«.

Eine dieser Zwillingsverwechslungen beschleunigte schließlich die Überlegungen der Roths. Jeden Abend im Speisesaal des Hotels, in dem Michael urlaubte, schaute ein männlicher Gast zu ihm hinüber und grinste ihn etwas blöde an. Roth kannte diesen Typen nicht, und nach drei Tagen nervte es ihn dermaßen, dass er zu ihm ging und ihn fragte, ob man sich schon einmal gesehen habe. »Hey Uli, kennst du mich nicht mehr?«, antwortete er. Es stellte sich heraus, dass es ein Medienmann war, der den PUR-Manager vor einigen Jahren während einer Talkshow erstmals getroffen hatte. Michael war etwas verdutzt, weil seine Ähnlichkeit mit dem Zwillingsbruder in den vergangenen Jahren abgenommen hatte. Anders als in Jugend- und Kindheitstagen wurden sie nun kaum noch verwechselt. Aber für Menschen, die die beiden Roths lange Zeit nicht mehr gesehen haben, ist das Erscheinungsbild immer noch sehr ähnlich.

Die Verwechslung war schnell aufgeklärt, und Michael Roth verbrachte mit dem Bekannten seines Bruders einige fröhliche Abende.

Der Medienmann sah sofort, dass die Geschichte der Roth-Zwillinge die Menschen berühren würde. Und die Brüder Roth hatten eine Idee. Sie hätten so viel Glück mit der frühzeitigen Entdeckung des Tumors gehabt, dass man womöglich etwas zurückzahlen könne. Vielleicht könne man ihre eigene Krankengeschichte nutzen, um etwas für die Früherkennung von Prostatakrebs zu tun.

In den Gesprächen mit ihren Bekannten hatten die beiden Brüder nämlich erfahren, wie wenig das Problem Prostatakrebs unter den etwa gleichaltrigen Männern ein Thema war. »Da gibt es welche, die haben noch nie etwas von ihrer Prostata gehört. Und wenn man ihnen dann von der Notwendigkeit der Vorsorge erzählt, sagen sie, sie würden jetzt auch zum Urologen gehen«, berichtet Michael Roth. »Und fragt man nach einiger Zeit wieder nach, und die gleichen Leute antworten, sie hätten noch keinen Termin bekommen, so weiß ich, das sind alles Ausreden.« Und es gibt auch den Bekannten, der »an einem Abend locker 100 Euro für Essen und Trinken ausgeben kann, sich aber beschwert, dass ein PSA-Test 30 Euro kostet«, und deshalb nicht hingeht.

Uli Roth hatte zunächst weiter Bedenken. Ihm behagte die Vorstellung nicht, in der Zukunft womöglich überall in der Öffentlichkeit als die »Prostata-Zwillinge zu gelten«. Und auch die Eltern, die Ex-Frauen und Kinder hatten Vorbehalte. Wochenlang redeten sie darüber, ob sie es tun sollten, dann aber war eine Entscheidung gefasst: Wenn Professor Huland ihre Aktion befürworten und mit ins Fernsehstudio gehen würde, sollten sie sich einer Medienkampagne öffnen. Für sie war es entscheidend, die öffentliche Darstellung ihres Krebsleidens nicht »für das eigene Ego zu betreiben«. Sie waren sich zudem sicher, gute Botschafter zu sein, um die Vorteile der Untersuchungen zur Früherkennung von Prostatakrebs, so Uli, »als Betroffene glaubhaft vertreten zu können – besonders deshalb, weil wir selbst seit sieben Jahren Vorsorge betreiben«.

Als er am 2. Juni 2009 Huland von der Idee erzählte, an die Öffentlichkeit zu gehen, war der sofort sehr aufgeschlossen, weil er weiß, wie wichtig es ist, Aufklärungsarbeit zu leisten. »John Waynes gehen nicht zur Vorsorge, für die ist das Thema Früherkennung ein Tabu«, sagt er. Nur rund 15 Prozent der deutschen Männer gehen zur Vorsorge. Und das hängt auch damit zusammen, dass es bisher keine bekannten Vorreiter gab. »Wir Männer hinken mindestens fünfzehn Jahre hinter den Frauen her«, sagt Uli Roth. »Über amputierte Brüste trauen sich immer mehr prominente oder weniger prominente Frauen zu sprechen. Über die Prostata redet niemand.«

Vorsorgeuntersuchungen für Brustkrebs, der häufigsten Tumorerkrankung des weiblichen Geschlechts, werden auch deshalb inzwischen von vielen prominenten Frauen beworben, weil es hierbei fast schon eine Selbstverständlichkeit ist, die Mitmenschen über das eigene Krebsschicksal zu informieren. Es gibt viele Beispiele – von der Sängerin Anastacia, über Ankepetra Müntefering, die inzwischen verstorbene Ehefrau des Ex-SPD-Vorsitzenden, bis zur Moderatorin und Fußballerehefrau Sylvie van der Vaart. Als die australische Popsängerin Kylie Minogue 2005 über ihren Brustkrebs berichtete, stieg in ihrem Heimatland die Zahl der Vorsorgeuntersuchungen um 40 Prozent an. »Ich fand diese Offenheit immer gut, ohne auch nur zu ahnen, dass ich selbst einmal vor dieser Frage stehen würde«, sagt Uli Roth. »Ich war 2009 in Berlin, um an einer 60-Jahr-Feier zum Bestehen der Bundesrepublik teilzunehmen, als ich eine SMS erhielt, dass Barbara Rudnik gestorben sei. Ich kannte sie ein bisschen aus dem Show-Business, wir haben mal ein paar Stunden im Zirkus Krone zusammen verbracht. Ich habe stets an ihr bewundert, wie offen diese schöne Frau mit ihrer Krebserkrankung und all den bösen Folgen umging. Wenn man solche Meldungen bekommt, geht man automatisch in die Knie und macht sich sofort Gedanken, was man selbst gegen solche Schicksale tun kann.«

Die Männer leiden eher im Verborgenen. Kaum bekannt oder längst vergessen ist, dass etwa der legendäre SPD-Fraktionsvorsitzende Herbert Wehner oder der Publizist Peter Boenisch an Prostatakrebs gestorben sind. Professor Huland berichtet, dass auch er »schon viele

Prominente operiert« habe, aber niemand habe öffentlich darüber gesprochen. In den USA hingegen haben zwei alte Haudegen schon in den neunziger Jahren publik gemacht, dass ihre tumorbefallene Vorsteherdrüse entfernt werden musste: der Golfkrieg-General Norman Schwarzkopf Jr. und der ehemalige Präsidentschaftskandidat Bob Dole. Sie leben noch heute. Auch beim 1993 verstorbenen Musikgenie Frank Zappa wurde in den Vereinigten Staaten ausführlich darüber berichtet, dass ihm eine frühere Diagnose dieser Krankheit womöglich ein längeres Leben beschert hätte.

Und dann kam der 14. Juli 2009. Am Tag vorher war Uli Roth auf einem ganztägigen Meeting, auf dem die PUR-Tournee für den Herbst abschließend durchgeplant wurde. Damit hatte er sich praktisch für einige Wochen aus der Arbeitswelt verabschiedet.

Am 12. Juli hatte er zudem, wie er sagt, »auf den letzten Drücker« seinen Samen einfrieren lassen. Auch Michael war sich bewusst gewesen, dass er nach der Operation nicht mehr zeugungsfähig sein würde, aber er verpasste den Termin. Und irgendwie war es ihm wohl auch nicht so wichtig gewesen. Aber Uli kann sich durchaus noch einmal vorstellen, eine neue feste Beziehung einzugehen. »Und wenn alles passt, würde ich mich auch einem Kind nicht verschließen«, sagt er. »Für diesen Fall habe ich vorgesorgt.« Zweimal war er deshalb zu einem Frauenarzt nach Heidelberg gefahren, der 12. Juli war sein zweiter Termin gewesen, und hatte dort jeweils ein frisches Ejakulat abgegeben. Unmittelbar vor dem ersten, ursprünglich ausgemachten Termin hatte ihn die Sprechstundenhilfe angerufen und ihm noch mitteilen wollen, dass er vor der Samenspende zwei Tage abstinent sein müsse. »Das ist aber gerade schlecht«, antwortete er. »Mein letztes Mal ist gerade zehn Minuten her.« Deshalb hatte er diesen Termin verschieben müssen. Uli hatte sich vorher erkundigt, wer diese Dienstleistung anbietet. Dabei hatte er erfahren, dass die Frauenärzte für diese Art von Medizin zuständig sind. Warum dies so ist, weiß er bis heute nicht, er hat auch nicht weiter nachgefragt. »Tatsache aber ist, dass ich an diesem Tag als Mann allein dort war und reichlich dumm angeschaut worden bin, als ich im Wartezimmer gesessen und darauf gewartet habe, dass ich an die Reihe kam.«

Am 14. Juli 2009 erschien in der Bild-Zeitung der Artikel über die Roths:»Handballer-Zwillinge Uli und Michael Roth. Beide Krebs mit 47! Der eine ist schon operiert, der andere muss morgen in die Klinik.« Dazu ein Foto der zwei Männer, Michael ist in Unterhose zu sehen, seine Narbe ist zu erkennen.»Okay, das mit der Unterhose hätte nicht sein müssen«, sagt Michael, und Uli, der Medienprofi, wundert sich,»wie viele Menschen sich plötzlich für unsere Geschichte interessieren«.

An diesem Tag ist er von morgens bis mittags in der Martini-Klinik beschäftigt, wo zur Vorbereitung auf die Operation letzte Untersuchungen gemacht werden. Um zwei Uhr geht es ins Fernsehstudio, wo die Aufzeichnung für die Talkshow Markus Lanz produziert wird. Da sitzen sie dann, zwei Bären neben dem schmalen Moderator. Sie tragen ihre Hemden, der eine in Schwarz, der andere in Rosa, leger über ihre Jeans.»Wir haben Prostatakrebs«, sagt Michael,»aber wir hatten Glück im Unglück, weil er sehr früh entdeckt wurde. Wir wollen die Männer aufwecken, damit sie auch zur Vorsorge gehen. Und Jungs: geht mit Siebenundvierzig hin, mit siebenundfünfzig Jahren kann es zu spät sein. Diese zehn Minuten, die der Test dauert, können euer Leben retten.« Und Uli erzählt, dass er, als er merkte, dass ihn das gleiche Schicksal erwischt hat wie sein Bruder, in ein»riesiges schwarzes Loch gefallen ist«. Morgen werde er von Professor Huland operiert. Der Urologe sitzt daneben und erklärt, warum es aus wissenschaftlicher Sicht Sinn macht, über den kostenlosen Tasttest hinaus seinen PSA-Wert bestimmen zu lassen.

Nach der Aufzeichnung wurde Uli Roth wieder zurück in die Klinik gefahren. Es waren aufregende Wochen gewesen: erst die Diagnose seines Bruders, sein eigener Krebs-Befund, die erfolgreiche Nierenoperation seiner Mutter, die Goldene Hochzeit seiner Eltern. Und dann die Vorbereitung ihres öffentlichen Prostata-Outings und die Organisationsarbeiten in seiner Agentur, weil er demnächst für einige

Wochen ausfallen würde. Ein Leben auf der Überholspur, wie er es in den vergangenen dreißig Jahren geführt hatte. Aber genau das hatte er jetzt gewollt. »Michael ist sofort ausgestiegen, ich wollte genau das Gegenteil: Ich wollte mir bewusst vorher keine Auszeit nehmen«, erklärt Uli Roth.

Am Abend nach der Aufzeichnung und wenige Stunden vor seiner Operation kam Uli Roth das erste Mal richtig zur Ruhe. Er war mit sich zufrieden. Die Sendung war so gelaufen, wie sie es sich vorgestellt hatten. »Nach meiner Diagnose hatte ich einen genauen Plan geschmiedet. Ich hatte alles vorbereitet, ich wusste, an welchem Tag und zu welcher Stunde ich Termine hatte und was ich zu welchem Zeitpunkt tun würde«, sagt Uli Roth. Und alles hatte funktioniert. Abschluss und eine Art Höhepunkt hatte der TV-Auftritt gebildet. Und daraus, dass alles wie geplant durchgezogen worden war, bezog er jetzt seine innere Ruhe: »Ich lag im Bett und hatte keine Angst vor dem Morgen. Ich war nicht einmal nervös. Ich war bestens informiert, ich wusste genau, was auf mich zukommt.«

NMR, TRUS, MRT oder CT – welche Untersuchungen können noch helfen?

Da die Prostatakarzinome keinen Zellklotz bilden wie bei anderen Krebserkrankungen, sondern nur kleine Haufen von weniger als einem halben Kubikzentimeter Inhalt, hielten es Urologen lange Zeit für ziemlich ausgeschlossen, diese Nester in der Prostata durch sogenannte bildgebende Verfahren zu entdecken – so wie es etwa bei Nieren- oder Hirntumoren möglich ist. In den vergangenen Jahren hat die Medizintechnik indes gewaltige Fortschritte gemacht, alle Großkonzerne der medizintechnischen Industrie arbeiten an neuen Geräten, um auch Karzinome in der Prostata am Bildschirm aufspüren zu können.

Computerbilder sind deshalb so attraktiv, weil die bisherigen Diagnosemethoden wie die Tastuntersuchung und der PSA-Wert zu ungenau sind. Und die Biopsie wiederum ist sehr belastend für den Patienten, weil sie schon an sich einen schweren Eingriff darstellt. Außerdem ist auch sie nicht absolut sicher. So kann man das Pech haben, dass Urologen beim Nadelstich in das Organ die Tumore nicht treffen, weil diese so sehr verstreut in der Prostata verteilt sind. Untersuchungen haben ergeben, dass selbst erfahrene Ärzte in 20 Prozent aller Fälle vorbeistechen. »Wir werden wahnsinnig, wenn wir nichts finden und der PSA-Wert trotzdem hoch bleibt«, beschreibt der Hamburger Prostata-Fachmann Hartwig Huland das Dilemma, in dem sich die Mediziner dann befinden. Deshalb müssen die Patienten die unangenehme Prozedur einige Zeit später erneut über sich ergehen lassen. Um die Genauigkeit der Biopsieuntersuchungen zu erhöhen, werden die Gewebeentnahmen durch eine Ultraschallsonde gesteuert. Der Urologe kann auf einem Bildschirm die Prostata sehen und sich dann besser entscheiden, an welchen Stellen er Proben entnimmt.

Ultraschall hilft beim Biopsieren. Dieses bildgebende Verfahren kann ein genaueres Bild der Prostata vermitteln, wenn sich Urologen nach dem Tasten und nach dem PSA-Wert wie bei Uli Roth immer noch nicht ganz sicher sind, ob ein Karzinom vorliegt. Oder wenn der

PSA-Wert zwar hoch ist, die Ärzte aber mit aggressiven Behandlungsmethoden noch warten wollen. Beim transrektalen Ultraschall (TRUS), auch transrektale Sonografie genannt, wird die Sonde durch den After und den Enddarm Richtung Prostata geführt. Die übertragenen Schallwellen erzeugen Bilder der Prostata. Da der Tumor eine höhere Dichte aufweist als das übrige Gewebe, wird er sichtbar. Allerdings bedarf es schon guter Geräte und eines erfahrenen Radiologen, um die Bilder gewinnbringend interpretieren zu können. Meist dient TRUS nur als sehr schonende und vorbereitende Ergänzung der Biopsie. Die Mediziner können mit einigen dieser Geräte gegebenenfalls gleich ins Gewebe pieksen, wenn sie glauben, Tumorzellen entdeckt zu haben.

Die Hoffnung, mit dem Ultraschall früher Karzinome entdecken zu können, hat sich zwar nicht bestätigt. Trotzdem wird diese Leistung von den Kassen im Rahmen der Früherkennung bezahlt.

Die Magnetresonanztomografie (MRT), auch Kernspintomografie (NMR) genannt, gehört dagegen nicht zum Standardprogramm bei der Diagnose. Kassenpatienten müssen die Untersuchung deshalb selbst bezahlen. Grund dafür ist, dass die Effektivität nicht wissen-

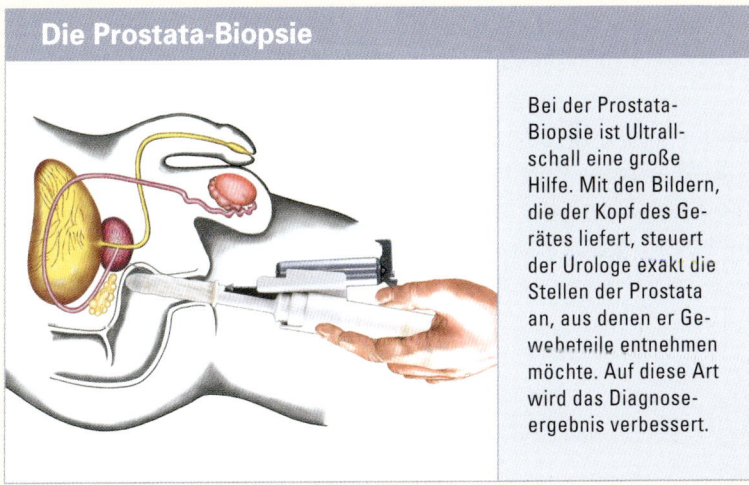

Die Prostata-Biopsie

Bei der Prostata-Biopsie ist Ultrallschall eine große Hilfe. Mit den Bildern, die der Kopf des Gerätes liefert, steuert der Urologe exakt die Stellen der Prostata an, aus denen er Gewebeteile entnehmen möchte. Auf diese Art wird das Diagnoseergebnis verbessert.

schaftlich bewiesen ist. In einer Röhre werden Magnetfelder erzeugt, die ein gutes Bild von der Prostata, dem Bindegewebe und den Lymphknoten erzeugen. Da die Tumorzellen von dem umgebenden Gewebe leben, zeichnen sich die Geschwülste ab. Allerdings sind die Befunde für eine eindeutige Diagnostik noch zu unspezifisch. »Wir erwarten Verbesserungen in den nächsten drei bis vier Jahren«, sagt Prostatafachmann Huland. »Noch reichen uns die Befunde nicht aus, um damit eine aggressive Strahlentherapie zu beginnen oder aufgrund dessen zu operieren.« Ähnliche Nachteile hat auch die Computertomografie (CT), bei der keine Magnetfelder, sondern Röntgenstrahlen durch den Körper geschickt werden, um sich ein Bild von der Prostata machen zu können.

Mittels der Knochen- oder Skelettszintigrafie wiederum wollen die Mediziner herausfinden, ob Metastasen bereits in die Knochen gewandert sind. Den Patienten wird dabei eine radioaktive Substanz in den Arm gespritzt. Auch diese Methode macht sich die Tatsache zunutze, dass Tumorzellen einen anderen Stoffwechsel haben als normale Zellen und deshalb mehr radioaktive Substanz aufnehmen. Nach einiger Zeit wird der Körper quasi fotografiert, und die stärkeren Einlagerungen an Tumorzellen werden sichtbar. Der Nachteil – abgesehen von der radioaktiven Belastung – ist jedoch, dass diese Veränderungen an den Knochen andere Ursachen als Metastasen haben können, wie zum Beispiel Entzündungen oder Narben nach Knochenbrüchen.

»Bilder sagen mehr als tausend Worte«, so lautet ein Sprichwort – für die Tumordiagnostik der Prostata gilt das noch nicht. Bilder vermitteln bisher nur sehr gute Eindrücke und Hinweise über den Zustand der Prostata, danach bedarf es aber intensiver Auswertungen und persönlicher Gespräche, um daraus die notwendigen Heilungsschritte abzuleiten.

Die Operation und der Schreck danach

Uli Roth lag im Zimmer 1 der Martini-Klinik und schaute sich am späten Abend die Aufzeichnung der Lanz-Sendung an. Schon während des Beitrags erreichten ihn die ersten SMS-Nachrichten. Die Absender wünschten gute Besserung, lobten ihn für den Mut, so kurz vor seiner Operation und so offen im Fernsehen über seine Krankheit gesprochen zu haben. Kurz vor Mitternacht schickte Uli aus dem Krankenbett selbst seine letzte SMS los. Sie ging an Michael. Sein Bruder saß zu diesem Zeitpunkt an einem langen Holztisch im Hamburger Szenelokal »Die Bullerei«, das dem Fernsehkoch Tim Mälzer gehört. Auch Michael war mit einigen Leuten vom Fernsehen dabei, die Sendung für sich zu verarbeiten. Es war die siebenunddreißigste SMS, die er innerhalb der vergangenen Stunde bekommen hatte. Menschen, mit denen er zum Teil schon seit Jahren nichts mehr zu tun gehabt hatte, kontaktierten ihn. Ihr Freund Frank schrieb: »Hallo Schorle, ganz starker Auftritt von euch! Mache morgen direkt einen Termin beim Uro-Doktor.« Und enge Freunde wie der Trainerkollege Martin Schwalb und dessen Ehefrau hatten ihm für den mutigen Auftritt gratuliert. »Jungs, ihr wart super. Ich glaube, ihr habt viele Menschen erreicht und wach gerüttelt. Großes Kompliment für eure Offenheit. Drücken Uli für morgen ganz fest die Daumen. Lieben Gruß aus Malle, eure Schwalben.« Und nun las er die Mitteilung seines Bruders: »Unglaubliche Reaktionen: toll, klasse, mutig, emotional. Geil, und natürlich sehe ich besser aus.« – Und zum Abschied: »Bin reif. Kuss, Bulle.« »Bulle« ist seit der Zeit, als er beim MTSV Schwabing spielte, der Spitzname von Uli Roth. Damals erinnerte man sich dort noch gut an Franz Roth, den Mittelfeldspieler des FC Bayern München, der wegen seiner robusten Spielweise und wegen seines harten Schusses so genannt wurde.

Uli hatte großen Respekt vor dem, was jetzt mit ihm passieren würde, so wie vor jeder Operation, von denen er als Sportler einige an seiner Schulter und seinen Knien durchgemacht hatte. »Aber ich hatte überhaupt keine Muffe. Als ich am nächsten Morgen in den Operationssaal geschoben wurde, fühlte mir ein Arzt den Puls. Der war so niedrig, dass mich der Mediziner fragte, ob es mir gut gehe.«

Er war bestens gelaunt, als man ihn in den Operationssaal schob. Anders als Michael, dem die Beruhigungspille schnell zugesetzt hatte, war er noch topfit, er scherzte mit dem Pflegepersonal. Und dann trat Hartwig Huland an den Tisch und nahm noch einmal den gleichen Eingriff vor, den er zweieinhalb Monate zuvor an Michael vollzogen hatte. Auch in diesem Fall konnte der Chirurg feststellen, dass der Tumor fest ummantelt in der Prostatakapsel lag. Eine Operation war aber dringend geboten, weil das Karzinom schon sehr weit an den Rand gewachsen war. »Auf jeden Fall ist aber der Zustand des Gewebes bei beiden ein Glücksfall für jeden Operateur gewesen«, sagt Huland. Die Chancen, potent und kontinent zu bleiben, waren deshalb sehr hoch.

Noch am gleichen Mittag kam Michael zu Besuch. Er erkundigte sich, ob die Operation so gut verlaufen sei wie bei ihm. Und dann war schnell klar, dass die monatelang ertragene Last des Zwillings-Krebses gewichen war, als die beiden Roths schon wieder zu flachsen begannen. Uli landete einen Punktsieg, weil er einige Minuten früher als sein Bruder nach der OP über den Gang der Martini-Klinik geschlurft war. Überhaupt war es nicht Michaels Tag, weil ihn am Morgen beim Joggen um die Hamburger Alster ein Insekt gestochen hatte. Daraufhin war er kollabiert, musste ins Krankenhaus. Und so humpelte Michael nun fast noch mehr als sein gerade operierter Bruder durch die Klinikflure.

Es ist typisch für den starken Zusammenhalt der Familie Roth, dass ein Mitglied nicht allein gelassen wird, wenn es ihm nicht gut geht. Einen Tag nach der Operation von Uli hatte seine Mutter ihren siebzigsten Geburtstag. Also verlegte man die Feier kurzerhand von Leutershausen nach Hamburg. An der langen Tafel in der »Bullerei« konnte Uli Roth zwar nicht sitzen, aber am nächsten Tag waren alle im Krankenhaus: das Geburtstagskind, Vater Ossi, die Schwestern Gaby und Moni sowie Tochter Magdalena.

Wie sein Bruder ging auch Uli nach sechs Tagen ins Hyatt-Hotel und wartete dort darauf, von der Last des Katheters befreit zu werden.

Alles lief so ab, wie er es sich vorgestellt hatte. Als er nach einigen Tagen abends wieder endlich ohne Katheter im Bett liegen konnte, die Tagesschau sah und sich auf einen Fernsehfilm freute, rief Michael an. Er, der schon etwas weiter und erfahrener im Leben ohne Prostata war, fragte: »Und, hast du schon?« Was solle er schon getan haben? Uli wirkte etwas verdutzt. Na, ob untenrum wieder alles funktioniere, hakte Michael nach. »Zu dem Zeitpunkt dachte ich an vieles, nur nicht ans Onanieren«, blickt Uli zurück. »Das war für mich so weit weg wie der Mars.« Doch Michael war genauso hartnäckig darum besorgt, dass Uli seine Lendenkraft trainierte, wie er Monate zuvor darauf bestanden hatte, dass sein Zwillingsbruder zum PSA-Test ging.

Natürlich war auch für Uli Roth der Tag des »ersten Mals« ein wichtiger Tag. »Impotent zu sein wäre für mich viel schlimmer gewesen, als inkontinent zu sein«, sagt er, »Frauen zogen uns weiterhin an, und wenn man spürt, dass dieses Interesse am anderen Geschlecht nicht einseitig ist, spielt die Sexualität selbstverständlich eine große Rolle.« Aber er hatte schon seit einigen Wochen bemerkt, dass sich seit seiner Diagnose in seinem Paarungsverhalten etwas geändert hatte. »Mit dem Wissen, dass da unten irgendetwas nicht mehr so in Ordnung ist wie die Jahre zuvor, ändern sich auch die Denkweise und die Lust. Besonders nach der Biopsie habe ich oft einfach kein Interesse mehr gehabt. Das geht einem bis ins Mark. Und damit ist der Flirtfaktor um einiges verloren gegangen. Ich hatte dann auch nicht mehr das Selbstbewusstsein, um ungezwungen wie bisher auf die Frauen zugehen zu können.«

Nie mehr ohne Hilfsmittel mit einer Frau schlafen zu können, sagt er, »wäre für mich ein großer Schlag« gewesen. »Aber ich bin mir sicher, dass ich damit auch öffentlich umgegangen wäre.« Ihm sei erst durch seine eigene Krankheit richtig bewusst geworden, dass es »wahnsinnig viele Männer gibt, die impotent sind« – auch wenn sie kein Krebsleiden gehabt haben.

Zwischen Tagesschau und Spielfilm sollte Uli Roth auf Geheiß seines fünf Minuten älteren Bruders herausfinden, ob er zu dieser Gruppe von Männern zählen würde. Also spielte er ein bisschen an sich herum und merkte, bevor er die Hilfe des Pay-TV in Anspruch nahm, dass sich zwischen den Lenden etwas bewegte. Die Durchblutung, befördert allerdings noch von einer Levitra-Tablette, funktionierte. Und dann kam der Orgasmus. Trocken zwar, natürlich trocken: »Aber ich habe mich wahnsinnig gut gefühlt, dass es wieder läuft. Das Problem war gelöst.«

Natürlich meldete Uli seinem Bruder sofort Vollzug. Hatten beide in früheren Jahren diese Blockade, über die ganz intimen Dinge des Lebens nicht reden zu können oder zu wollen, so wurde die Zurückhaltung durch die Krankheit aufgegeben. Uli und Michael sprachen, seit die Krankheit entdeckt worden war, jeden Tag mehrmals miteinander. Und manchmal hatte dies schon fast telepathische Züge. Dann wählten beide Brüder exakt zum gleichen Zeitpunkt die Nummer des anderen, und beide waren im ersten Moment sehr verdutzt, weil natürlich jeder der Meinung war, dass Telefonat sei zustande gekommen, weil er gerade den anderen angerufen hatte.

Die Impotenz schien verhindert, die Kontinenz machte deutliche Forschritte, und dennoch wurde Uli Roth immer wieder daran erinnert, dass die Prostatektomie keine Operation ist wie die Entfernung der Mandeln oder des Blinddarms. Nach dem Eingriff in Hamburg hatte er sich zur Wiederherstellung sofort in den Urlaub davongemacht. Wie Michael hatte er auf ein offizielles Rehabilitationsprogramm verzichtet, er war privat nach Mallorca gefahren. Ein dort niedergelassener Urologe stand als Ansprechpartner zur Verfügung.

Uli ließ es sich gut gehen. Eines Tages aß er Fisch und trank zwei Bier dazu, als er einen starken Harndrang verspürte. Das ist nicht verwunderlich, weil die Blase nach dem Eingriff noch reichlich irritiert und verkleinert ist und der Patient öfter als gewohnt auf die Toilette muss. Also ging Uli auf sein Zimmer, dort war gerade ein Zimmermädchen beschäftigt, sodass er noch einen weiteren Moment warten musste, bis er es fast nicht mehr aushalten konnte – eine Szene, die Eltern nur zu gut kennen, wenn sie mit ihren Kindern im Auto in den Urlaub fahren. Endlich konnte er sich auf dem Klo befreien, aber dies war alles andere als eine Erlösung. Er pinkelte reines Blut. So jedenfalls kam es ihm vor, der Urin war rot. »Ich war »sofort völlig panisch«, erzählt Uli Roth. Er rief bei den Ärzten in Hamburg an, machte »die ganze Welt scheckig« und erhielt dann die Auflösung und die Beruhigung von dem Urologen in La Palma. Einige Tage nach der Operation kann schon etwas Blut durch die Nähte sickern. Zudem können sich unterhalb der Narbe kleine Abszesse bilden, die dann durch den Druck in der Blase platzen. Und was Uli Roth bis zu diesem Zeitpunkt nicht wusste: Die sehr hohe Konsistenz des Blutes führt dazu, dass es nur winziger Mengen Blut bedarf, um den Urin rot zu färben. Schon am Abend hatte sich die Farbe wieder dem Normalzustand angenähert.

Es waren diese kleinen Momente, die Uli immer wieder an die Schwere seiner Erkrankung erinnerten. Sie trugen auch dazu bei, dass er auf Mallorca begann, über sich und sein Leben nachzudenken und seinem Leben einen neuen Dreh zu geben. Erstmals seit vielen Jahren war Uli Roth einige Tage ganz mit sich selbst beschäftigt – keine Freunde um sich, nicht die Familie, keine Kumpel und keine Geschäftspartner: »Das war eine völlig neue Erfahrung für mich. Ich war sofort ein bisschen stolz, dass ich das so durchgezogen habe.«

Und erstmals seit vielen Jahren begann er auch wieder Bücher zu lesen, und er hörte sich Hörbücher an. »Ich versuchte es zunächst mit Hape Kerkelings ›Ich bin dann mal weg‹. Aber ich habe in meinem Zustand keinen Zugang zu dem Buch gefunden.«

Bisher führte er ein Leben, das von kleinen Einbrüchen abgesehen immer vorwärts ging, nach oben, schnell und hektisch. Durch die Krankheit wurde ihm radikal bewusst, dass er sein Leben auf diese Weise nicht weiterführen konnte. Es war sich sicher, dass eine »Zäsur in meinem Leben stattgefunden hat«. Und deshalb war er jetzt auf der Suche nach Antworten auf die Frage: »Wie geht es weiter? Was kann bleiben? Was ist für mich wichtig und was ist unwichtig geworden?«

Uli Roth biss sich in einem anderen Buch fest: »Was in Krisen zählt. Die Antworten eines Jesuiten auf die Fragen, die wir uns jetzt stellen«. Es ist ein kleines Buch, ein dünnes Buch. Nicht mehr als siebenundsiebzig Seiten dick. Autor ist Michael Bordt, Professor für philosophische Anthropologie, Ästhetik und Antike Philosophie an der Hochschule für Philosophie in München. Das Buch erzählt in einfachen Worten und Sätzen, und Bordt formuliert eine einfache Formel für ein zufriedenes und glückliches Leben: »Ich selbst kenne keine bessere Formulierung als die des gelungenen oder auch des geglückten Lebens. Denn wir wollen ja, dass unser Leben gelingt. Und es gelingt oder misslingt durch das, was wir tun, denn solange wir leben, tun wir immer etwas. Wir müssen die Stunden und Tage mit dem, was wir machen, füllen. Selbst wenn wir einen Tag nur passiv an uns vorbeiziehen lassen, tun wir etwas, denn wir liegen auf dem Bett, schauen fern, dösen vor uns hin oder hängen unseren Tagträumen nach. Wir wollen, dass das, was wir tun, dazu führt, dass wir mit dem Leben zufrieden sind. Zufrieden sind wir dann mit unserem Leben, wenn es als Ganzes betrachtet gelingt.«

Uli Roth rüttelten diese Sätze wach. Er wusste, dass er bisher ein »sorgenfreies Leben« hatte. Aber es war auch »ein oberflächliches Leben gewesen«. Als Sportler, sagt er, hat man ohnehin ein vorgegebenes Leben: Training, Wettkampf, Training. Der Tagesablauf wird durch den Spielplan und den Trainer diktiert. Viele Spitzensportler würden das bis zum fünfunddreißigsten Lebensjahr so fortsetzen und dann nicht wissen, wie sie ihr Leben gestalten sollen. Michael und er hatten die Kurve in ein Leben außerhalb des Sports geschafft. Hervorragend geschafft sogar. Aber war ihr Leben dadurch wirklich »tiefgründiger« geworden?, fragte er sich nun.

Er hatte eine Ehe geführt und sich in den langen Monaten der Trennung viele Gedanken gemacht über seine Beziehungen. Aber im Grunde, so resümierte er jetzt, »war mein Leben oft bestimmt durch Partys, Geselligkeit, Fröhlichkeit«. Gespräche, die über den Alltag hinausgehen, habe es selten gegeben. »Und es gab viele Termine, bei denen ich genauso gut hätte fehlen können. Ich bin durchs Leben gehechelt, dabei hätte ich oft einfach nach Hause gehen können, um mit einem Freund oder einer Freundin gemeinsam zu kochen. Oder ich hätte einfach um zehn Uhr ins Bett gehen können. Aber ich bin dabei geblieben.«

Uli hatte zuletzt harte Jahre hinter sich, was ihm erst jetzt, wo er Zeit zum Nachdenken hatte, richtig bewusst wurde. Es begann damit, dass er sich im Dezember 2003 das Kreuzband riss. Jahrelang war er als Leistungssportler vor dieser gefürchteten Knieverletzung verschont geblieben. Und dann zog er sich den Riss ausgerechnet beim Tanzen zu, bei der Aftershow-Party eines PUR-Auftritts in der Kieler Ostseehalle, wo er als Spieler immer so heftig ausgepfiffen worden war. Es war das letzte Konzert der Tournee und deshalb ein Grund, sich ausgiebig gehen zu lassen. Die Verletzung heilte auch nach der Operation schlecht aus. Es gab Infektionen, unter denen Uli fast ein Jahr lang litt. Die Physiotherapeutin sagte ihm damals, das Knie schenke dem Körper Stabilität, das Gelenk versinnbildliche damit auch das Gleichgewicht im Leben. Uli kannte Verletzungen aus dem Sport zur Genüge, Michael hatte bereits einen Kreuzbandriss erlitten, und gerade im Handball, dieser Kontaktsportart, die oft an der Grenze zur Brutalität steht, gehören Knochen- und Gelenkverletzungen zum Alltag. Deshalb waren die Bemerkungen über die Stabilität des Lebens für Uli damals nicht viel mehr als esoterisches Blabla. Aber dann musste er sich 2006 an der Schulter operieren lassen, zwei Jahre später erfolgte dort ein weiterer Eingriff. Als Uli sich auf Mallorca an diese Seuchenjahre erinnerte, musste er auch wieder an den Spruch der Physiotherapeutin denken. War er in den vergangenen Jahren doch allzu sehr aus der Bahn geworfen worden, stimmte sein inneres Gleichgewicht nicht mehr?

Dann war etwas passiert, was jedem Menschen passieren kann, aber für Uli Roth harte Konsequenzen nach sich zog. Auf einer PUR-Tournee verliebte er sich. Es waren so starke Gefühle, dass er seine Familie dafür aufgab. Uli Roth zerriss es förmlich: Einerseits wollte er sich ausleben in seiner neuen Beziehung, andererseits liebte er seine Kinder, es gab für ihn nichts Wertvolleres als ein harmonisches Familienleben. »Unsere Trennung war für mich und meine Frau mit viel Kummer verbunden, und unsere Kinder litten anfangs sehr unter der neuen Situation.«

Tote Hose oder volles Rohr – Sex nach der OP

Bevor Professor Hartwig Huland in der Hamburger Martini-Klinik zum Skalpell greift, führt er intensive Vorgespräche mit den Patienten und deren Angehörigen durch. Er klärt über die Bedeutung des PSA-Wertes auf, er informiert über die möglichen Nebenwirkungen und gibt Einschätzungen, wann es sich lohnt zu operieren und wann eher nicht. Dabei hat er eine erstaunliche Erfahrung gemacht: »Es ist paradox, aber es sind oft die jüngeren Männer, die trotz eines hohen PSA-Wertes und eindeutiger Diagnosen eher auf eine Operation verzichten wollen als die älteren. Weil sie ganz einfach um ihre Potenz fürchten.«

Paradox? Ja, aus medizinischer Sicht, weil es oft eine Alternative zwischen Potenzerhaltung und Tod ist. Aus philosophischer Sicht sieht die Sache schon ganz anders aus. Dieter Hauri, Professor an der Urologischen Klinik in Zürich, hat die Bedeutung der Impotenz – medizinisch: erektile Dysfunktion – historisch aufgearbeitet. Er schreibt: »In prä- und frühhistorischen Zeiten wurde eine intakte Erektion als mystisches Phänomen unter der Regie einer Gottheit verstanden. Dementsprechend waren bei einem Erektionsausfall Dämonen und böse Geister am Werk.« Und von dieser Auffassung hat sich offenbar etwas gehalten. Hauri: »Auch heute sind immer noch archaische Gefühle eines sozialen Ausgestoßenseins des impotenten Patienten in seiner Reproduktionsphase zu spüren. Er sieht sich in seiner Attraktivität gefährdet, da im Konkurrenzkampf mit anderen Männern mangels Fortpflanzung sein genetischer Code zu verschwinden droht.«

»Tot oder impotent«, diese Formel galt bis zum Ende des vorigen Jahrtausends, und sie steht – verklausuliert – auch immer noch in vielen medizinischen Lehrbüchern. Dass das Herausschneiden der Prostata gleichgesetzt wurde mit anschließender Impotenz, hängt damit zusammen, dass die anatomischen und physiologischen Grundlagen für einen erigierten Penis noch nicht so gut erforscht waren wie heute. Um ein steifes Glied zu bekommen, müssen die lustfördernden Impulse – die Augen, die Nase oder die Tastsinne – über das Gehirn weitergeleitet werden. Blitzschnell transportieren Nervenbahnen die Befehle über das Rückenmark in die südlichen Gefilde des Mannes zu den hauchdünnen Gefäß-Nerven-Bündeln. Diese führen links und rechts dicht an der Prostata und direkt an den Samenblasen vorbei in den Penis, wo ihre Befehle dafür sorgen, dass ein Enzym namens Zyklase die Muskulatur der Blutgefäße und der Schwellkörper erschlaffen lässt. Die erschlafften Blutgefäße und Schwellkörper lassen nun vermehrt Blut in den Penis dringen, und der Freund des Mannes beginnt zu wachsen.

Zwei Fortschritte haben im vergangenen Jahrzehnt dafür gesorgt, dass immer mehr Männer nach Prostataoperationen potent bleiben können: Zum einen sind durch neue optische Geräte auch kleine Strukturen erkennbar geworden. So wurden bessere, nervschonende Operationsmethoden möglich. Der zweite Fortschritt besteht in der Früherkennung des Krebses durch den PSA-Wert, der es ermöglicht hat, schon Tumore zu finden, die noch nicht über den Rand der Prostata hinausgewachsen waren.

Wird das Karzinom zu spät entdeckt und überschreitet es den Rand der Prostata, ist der Chirurg weiterhin gezwungen, die Gefäß-Nerven-Stränge an der betroffenen Seite oder sogar beidseitig zu entfernen. Meist kann der Operateur schon durch Gewebeproben vor der OP festlegen, ob er keine, nur einen oder beide Nervenstränge herausschneiden muss. Durch nervenschonende Operationen hat etwa die Hamburger Martini-Klinik vielen Männer die Potenz erhalten können. Die Klinik macht in jedem Einzelfall Nachbefragungen und weiß mittlerweile, dass die »Versteifungsfähigkeit des Gliedes« in neun von zehn Fällen bestehen bleibt, wenn die Nerven beidseitig geschont bleiben. Über die Hälfte der Männer kann ganz ohne Hilfsmittel wie Viagra auskommen. Muss das Nervbündel auf einer Seite mit dem Tumor beseitig werden, haben immerhin noch 76 Prozent der operierten Männer eine Erektion, weil die andere Seite dann die Arbeit mit übernimmt. Allerdings können nur 30 Prozent ganz auf unterstützende Mittel verzichten. Ist der Tumor zu groß und erfordert eine radikale

Entfernung des gesamten Nervengewebes auf beiden Seiten der Prostata, helfen, wenn überhaupt, nur noch Dopingmittel weiter. Ohne diese erektionsfördernden Medikamente herrscht sonst tote Hose.

Nach der Operation gibt es also viele Varianten zwischen toter Hose und volles Rohr. Diese Situation ist sehr belastend, dennoch gibt es kaum einen Austausch zwischen Männern. Detailliert beschreibt der Leipziger Buchautor Peter F. Weitzel seine Nachwirkungen, so geschah am sechsundzwanzigsten Tag nach der Operation Folgendes: »Während des Waschens meines besten Stückes überfiel mich plötzlich eine Sehnsucht nach Befriedigung, die ich so lange nicht spürte und auch nicht so einfach ertragen hätte. Halb von meinem Trieb, halb von wissenschaftlicher Neugier getrieben, versuchte ich, dem Trieb in meinem Inneren an meinem kleinen, schlaffen Würstchen Abhilfe zu schaffen. Bei dem erbärmlichen Zustand des Gegenstandes war das gar nicht so einfach. Und tatsächlich erreichte ich nach einer langen, mächtigen Anstrengung einen richtigen, wohltuenden, erleichternden, entspannenden Orgasmus.«

Der Schweizer Arzt Walter Raaflaub erzählt sehr eindrucksvoll über seine verzweifelten Versuche, nach der Prostataoperation wieder seinen Mann zu stehen, und er sagt zu seiner Frau: »Seit drei Monaten keinen Steifen mehr zu spüren, nimmt mir offenbar die Lust ... Zärtlich sein und gleichzeitig wissen, dass bei mir hinterher nichts kommt, weil ich nicht kann, sei niederdrückend und bewirkt eine so starke Hemmung, dass sie mir unüberwindbar erscheint.«

Mediziner und die pharmazeutische Industrie haben sich in den vergangenen Jahrzehnten einiges einfallen lassen, um die Standfestigkeit des Mannes zu stärken. Vergessen wird von vielen Anwendern indes, dass für eine erfolgreiche Anwendung eine Voraussetzung gegeben sein muss: Es muss der Wille zum Sex da sein. Kommen im Sexualzentrum des Gehirns keine Impulse an, helfen auch die besten Medikamente nichts.

Die unter Männern attraktivsten Erektions-Assistenten sind die sogenannten PDE-5-Hemmer. Diese Medikamente sorgen dafür, dass im Fall einer sexuellen Erregung Blut in die Schwellkörper des Penis strömt und eine Erektion zustande kommt. Viagra, Cialis und Levitra, so die Markennamen, sollen dreißig bis sechzig Minuten vor dem Verkehr eingenommen werden, die Wirkung soll zwischen fünf und vierzig Stunden anhalten.

Als »intrakavernöse Injektionstherapie« (SKAT) bezeichnen Mediziner eine Methode, die sich zunächst sehr schmerzhaft anhört, weil der Mann (oder die Partnerin) eine Spritze in den Penis setzt. Das Präparat in der Spritze (Prostaglandin) verengt die Hohlräume im Penis, wodurch das Blut besser in den Schwellkörper fließt. Ähnlich funktioniert die »intraurethrale Medikamention« (MUSE), bei der der Mann fünfzehn bis dreißig Minuten vor der beabsichtigten Erektion mit einer Art Pinzette eine längliche Tablette mit dem gleichen Wirkstoff wie bei der SKAT-Therapie in die Harnröhre einführt.

Wer Medikamente und Spritzen scheut, kann sich mit medizintechnischen Produkten weiterhelfen lassen. Mit Vakuumpumpen, die über den Penis gestreift werden, lässt sich etwa ein Unterdruck erzeugen, der einen verstärkten Blutzufluss auslöst und das Glied zum Stehen bringen soll. Ist das Geschlechtsteil steif, verhindert der Mann den Rückfluss des Blutes, indem er an der Wurzel des Penis einen Gummiring steckt. Die Methoden taugen in der Regel aber nur für ein kurzes Liebesspiel – oder das Paar muss zwischendurch noch einmal nachladen.

Potenzschwache Männer können sich zudem bei einer einstündigen Operation auch sogenannte Schwellkörperimplantate oder hydraulische Penisprothesen einbauen lassen, die dauerhaft im Körper bleiben. Heute werden meist dreiteilige hydraulische Implantate verwendet. Dabei werden zwei Zylinder in den Penis eingesetzt, zudem werden eine Pumpe in den Hodensack und ein Flüssigkeitsreservoir in den Bauchraum platziert. Mit wenigen Handgriffen kann man dann Flüssigkeit in die Zylinder pumpen und damit eine Erektion erzeugen. Dabei nimmt der Penis an Umfang und bei einigen Modellen auch an Länge zu. Die Erektion kann man jederzeit durch ein an der Pumpe befindliches Ventil wieder abklingen lassen. Der Penis steht, solange man will.

Vom Wert des Lebens

Michael Bordt verfasste sein kleines Buch aus Anlass der Finanzkrise, der dritten großen Krise, die die Menschheit neben dem Terrorismus und der Klimakatastrophe derzeit bedroht. Wie jede Krise, so der Philosoph, biete auch der Zusammenbruch der internationalen Finanzmärkte und deren Folgen neue Chancen. Er schreibt: »Die Krise ist deswegen auch für die, die nicht von der Arbeitslosigkeit betroffen sind, eine Chance, sich zu fragen, wie die Arbeit und die Arbeitsbedingungen so gestaltet werden können, dass wir nicht nahezu die Hälfte unserer Lebenszeit als Erwachsene so leben und arbeiten müssen, wie wir eigentlich gar nicht wollen; sondern dass wir so in unserer Arbeit leben können, dass wir als Menschen mit unseren Vorstellungen vom gelungenen Leben in der Arbeitswelt tätig sein können.«

Uli Roth und sein Bruder Michael hatten zwar nicht so sehr unter der Finanzkrise zu leiden, aber auch sie hatten eine persönliche Krise durchschritten. Die Feinde waren in ihrem Fall nicht der geldgierige Banker und plötzlich versiegende Geldströme. Ihr Feind kam von innen, und dieser Feind bedrohte nicht ihr Bankkonto, er bedrohte ihr Leben, ihre Existenz. Uli Roth war jetzt willens, seine Gesundheitskrise zu nutzen, um seinem Leben mehr Sinn zu verleihen. Er kaufte sich ein Notizbuch, in dem er Aufgaben festhielt, die er bis zum Ende des Jahres erledigen wollte. Und er nahm sich auch fest vor, niederzuschreiben, was im Fall seines Todes und seiner Beerdigung zu tun sei. »Ich habe gespürt, dass sich andere große Sorgen um mich machen, das hat mich berührt«, sagt er. »Und das hat auch in mir das Gefühl entstehen lassen, dass es immer wieder Situationen geben kann, aus denen man nicht mehr aufwacht.«

Am Ende seines Buches nennt Bordt, angelehnt an die Traditionen des Jesuitenordens, fünf Prioritäten, die helfen können, den wichtigen Dingen im Leben ihren angemessenen Platz einzuräumen. So selbstverständlich, vielleicht sogar banal einige dieser Prioritätensetzungen Bordts sein mögen, so öffnete das Buch Uli Roth in vielen

Punkten doch die Augen. »Ich bin ein rastloser Typ«, sagt er, »und dazu gehört auch, dass ich schlecht zur Ruhe kommen kann. Wie oft kam ich in der Vergangenheit abends von einer Veranstaltung nach Hause und habe mich, statt mich ins Bett zu legen, noch vor den Fernseher gesetzt und herumgezappt. Und dort bin ich dann irgendwann eingeschlafen, bis ich Stunden später wieder aufwachte. Ich putzte mir die Zähne und startete im Bett einen neuen Anlauf, Schlaf zu finden.« Jetzt, nach der Krankheit und nach der Lektüre des Buches, sei es ihm schon mehrfach gelungen, nach einer Familienfeier sofort ins Bett zu gehen und von elf bis acht durchzuschlafen: »Und dementsprechend fit fühle ich mich danach auch.«

Auch auf Michaels und seine Zeit als Partylöwen sah Uli Roth nun anders zurück, viel kritischer, als er dies noch vor Wochen getan hätte. Es sei ja nicht nur so gewesen, dass sie überall dabei sein wollten, »wo etwas los ist, weil wir das Gefühl hatten, etwas zu verpassen«, erzählt er. »Doch wir waren bei jeder Party, auf der wir waren, die Letzten, die gingen. Irgendwann war es für uns selbstverständlich, die Letzten sein zu müssen, weil es von uns erwartet wurde.«

Oder die Angewohnheit, sich »immer zu viel aufzuladen«: Michael, der eine Zeit lang drei Jobs gleichzeitig hatte. Und er selbst, der zu viel unterwegs war, weil er es allen recht machen wollte. Dann hatten sie sich auch noch Wohnungen in Ludwigshafen gekauft, um eine sichere Geldanlage zu haben. Doch statt Ruhe und Sicherheit brachten die Vermietungen großen Ärger, der mit hohem Zeitaufwand geregelt werden musste. Noch auf Mallorca entschied er zusammen mit Michael, dass er sich von den Mietwohnungen trennen würde.

Bordt hatte beschrieben, wie wir uns den großen Krisen dieser Welt stellen können. Jetzt kam Uli der Gedanke, »ob wir nicht selbst zumindest ein wenig für unsere Krisen verantwortlich sind«.

Dass erst Michael und dann Uli Prostatakrebs bekommen hatten, ist ein eindeutiges Indiz dafür, dass diese Krankheit genetisch bedingt ist. Ihr Lebenswandel war abgesehen von der etwas extrem ausgeprägten Feierlaune nicht ausschließlich gesundheitsschädlich. Sie trieben immer noch regelmäßig Sport, joggten mehrmals die Woche. Und sie fühlten sich selbst als Sonnenkinder, die selten schlecht gelaunt, nie griesgrämig und immer von einer positiven Grundhaltung geprägt waren. Und dennoch. »Michael und ich hatten beide unsere persönlichen Krisen, die Zeiten der Trennungen haben uns belastet«, sagt Uli Roth. »Ich habe immer versucht, unsere große Familie zusammenzuhalten, und jetzt war ausgerechnet ich es, unter dem diese Familie gelitten hat und wegen dem wir nicht mehr beisammen sein konnten wie vorher.« Das war zwar nun schon wieder einige Jahre her. Er hat wieder ein gutes Verhältnis zu Gabi, seiner Ex-Frau, die selbst neu liiert ist. Auch die Kinder scheinen die Trennung inzwischen besser verarbeitet zu haben.

Aber jetzt auf Mallorca hatte Uli Muße, diese schwere Zeit aufzuarbeiten. Es müssen viele Umstände zusammenkommen, damit Krebs entsteht. Uli Roth glaubt nicht daran, dass der private Ärger ihm so auf die Prostata geschlagen hat, dass sich dort bösartige Zellen breitmachen konnten. Aber womöglich hat das Unwohlsein dazu beigetragen, dass sein Körper das Wuchern der Zellen nicht aufgehalten hat. Und vor allem sieht er die Krebserkrankung nun als Warnsignal, dass sich etwas ändern muss. »Ich habe auch in dieser schweren Phase meines Lebens zuerst versucht, allen gerecht zu werden, nur mir selbst nicht.« Er hat sich vorgenommen, noch einmal mit seiner Ex-Frau über die Umstände der Trennung zu sprechen. Und er will die Beziehung zu einem alten Freund wieder aufnehmen, zu dem der Kontakt wegen einer nichtigen Angelegenheit vor Jahren abrupt abgebrochen war. »Diese Dinge muss ich mir von der Seele holen«, sagt er.

Es ist häufig so, dass die Menschen durch schwere Krankheiten wieder mehr zu sich selbst finden. Der Spiegel-Autor Jürgen Leinemann, der durch einen Zungengrundkrebs dem Tod sehr nahgekommen war, reflektierte öffentlich über sein Leben, seine Schwächen, seine Eitelkeiten und resümierte schließlich: »Jetzt weiß ich, dass ich Sinn nicht in irgendwelchen Theorien oder esoterischen Glaubenssätzen finden kann, auch nicht in religiösen. Sinn muss ich meinem Leben selbst geben – durch eigenes Nachdenken darüber, wofür ich leben will, durch eine bestimmte, mir allein eigene Lebensweise.«

Der Theaterregisseur Christoph Schlingensief, wegen eines Tumors in der Lunge todkrank, begann über seine Beziehung zu Gott zu philosophieren: »Und das, lieber Gott, ist die größte Enttäuschung. Dass Du ein Glückskind einfach so zertrittst. Du bist jedenfalls gerade dabei, das zu tun. Und all die anderen Leute, die an Dich glauben, zertrittst Du auch, zum Beispiel die, die nach Lourdes laufen und dennoch nicht geheilt werden.«

Uli und Michael Roth hatten nie diesen Hass auf den Tumor wie Schlingensief. Der hatte Phasen, in denen er untröstlich schien: »Heute Abend könnte ich wirklich mit einem Knüppel durch die Stadt laufen und alles kurz und klein schlagen. Ich bin so beleidigt, so dermaßen beleidigt und verletzt von diesem Ding. Mit siebenundvierzig Jahren. Ist echt eine unglaubliche Beleidigung.« Auch die Roths waren siebenundvierzig, aber sie hatten nicht diese Egozentrik des Theatermannes. Sie waren Sportler, erkannten den Gegner und versuchten ihn zu besiegen. Und sie hatten Prostatakrebs, der in den seltensten Fällen tödlich ist, wenn er – wie bei den Roths passiert – rechtzeitig entdeckt wird und noch nicht gestreut hat. In ihrem Fall gibt es Operationsmethoden, die zwar nicht ganz ohne Risiko und belastend sind, die den Feind im Körper aber auch mit einem Schlag erledigen. In vielen Fällen entfällt beim Prostatakrebs das monatelange Hoffen und Bangen, ob die eingesetzten Therapien erfolgreich waren.

Dennoch löste der schwere Eingriff bei Uli Roth also eine tiefe Nachdenklichkeit aus. Er war als kleiner Junge Ministrant. Doch dann war er aus der Kirche ausgetreten, »weil ich mit vielen Dingen nicht einverstanden war. Trotzdem ist mir der Stellenwert der Kirche für viele Menschen sehr bewusst. Nach der Sendung bei Markus Lanz haben mir Leute geschrieben, dass sie für mich beten und Kerzen angezündet haben. Das hat mich sehr berührt.« Und nach der Operation erhielt er über dreihundert SMS. Er hat sich Zeit damit gelassen, aber schließlich hat er alle beantwortet. Und dann ist ihm etwas aufgefallen: »Ich habe in den meisten Fällen geschrieben: ›Gott sei Dank geht es mir wieder gut.‹« Diese Floskel habe er vorher nie im Leben benutzt: »Ganz unbewusst habe ich diesen religiösen Begriff gewählt.«

In den langen Tagen allein auf Mallorca hatte er Zeit für eine für ihn ungewohnte Spiritualität. »Wenn du allein bist und gerade einen so schweren Eingriff hinter dir hattest, sprichst du mit dir selbst. Automatisch redet man mit einer zweiten Person. Manche mögen dann mit dem lieben Gott reden, ich habe mit meinem eigenen Gott geredet. Deshalb werde ich nicht wieder in die Kirche eintreten. Aber mir ist bewusst geworden, wie man sich ändert, wenn es einem nicht gut geht.«

Vor allem hatte Uli Roth auf Mallorca den festen Entschluss gefasst, dass er sich in Zukunft mehr um sich selbst kümmern und nicht mehr nur für andere da sein wird. Und natürlich hatte er sich auch Gedanken über seine Betreuung der Popgruppe PUR machen müssen. Es war ein stressiger Job, immer für eine der erfolgreichsten deutschen Popbands präsent zu sein. Oft war kein Feierabend für ihn in Sicht, er musste und wollte rund um die Uhr für seine Musiker da sein. »Trotzdem«, sagt Uli Roth, »habe ich meinen Traumjob gefunden«. Selbst bei großen Schwierigkeiten wie im Herbst 2008, als öffentlich wurde, dass der Frontmann der Gruppe Depressionen und ein Alkoholproblem hatte. »Alkohol-Drama um PUR-Sänger Hartmut Engler«, titelte die Bild-Zeitung. Die Trennung von seiner Freundin, der Schweizer Sängerin Nubya, habe er im Alkohol ertränkt, stand dort. Als Manager musste Uli Roth die Krise seines Geschäftspartners nach außen erklären: »Es stimmt, dass sich Hartmut nach der Trennung von Nubya eine Auszeit nehmen musste, weil es ihm seelisch schlecht ging. Er ist aber mittlerweile wieder fit.« Für Uli Roth war das keine einfache Zeit.

Nach innen war das Thema nicht so schnell beendet. »Als Partner und Freund ist eine solche Situation ein Spagat. Wir haben wahnsinnig viele Gespräche geführt, um die Krise zu entzerren«, sagt Uli. Natürlich hat es die alltägliche Arbeit belastet, besonders hat es Uli Roth aber beschäftigt, wie schwer sein Freund unter den Umständen zu leiden hatte. Er hatte großen Respekt vor Engler und den anderen Mitgliedern der Band, wie sie vor 70 000 Menschen ihren Job machen konnten. Er hatte Respekt vor Engler, dem Autor gefühliger Reime. Und deshalb sah er sich als Freund in der Pflicht, in dieser schwierigen Lebensphase dem PUR-Sänger besonders nah zu sein. Er wollte Hartmut Engler nach außen schützen und ihm gleichzeitig helfen, wieder so kreativ und stark wie früher zu werden.

Aber als er jetzt selbst krank geworden war, stellte er sein eigenes Leben und seinen Job infrage.»Ich habe zwar das Glück, eine sehr angenehme Band zu haben. Das sind alles familiäre, menschliche Typen, was in der Musikbranche nicht unbedingt selbstverständlich ist. Aber wir haben gemeinsam in den vergangenen beiden Jahren viel durchmachen müssen.« Roth und Engler verstanden sich grundsätzlich gut:»Der eine ist Sportler, der andere ist Künstler, und uns ist gemeinsam, dass wir unsere Leistung vor den Fans zeigen und dafür topfit sein müssen.«

Mit der Zeit hatte Uli Roth aber auch einen gravierenden Unterschied festgestellt:»Wir Sportler kennen Disziplin. Unser Leben drehte sich immer um Vorbereitung, Spiel, Training, und in diesem Rhythmus ging es stets wieder von vorne los. Wir sind keine Weltverbesserer, sondern hören darauf, wenn der Trainer etwas sagt. Künstler dagegen haben nach ihrer Tournee viel Zeit, da können sie auf dumme Gedanken kommen.« Im Grunde sei er auch eine Art Trainer oder Betreuer wie sein Bruder Michael im Handball. Die Vorbereitung einer neuen CD, Promotion, anschließend die Tournee, dieser Rhythmus sei gar nicht einmal so anders als im Sport.

Teamspirit war Uli Roth in seinem Berufsleben immer sehr wichtig gewesen. Und er hatte etwa beim Gewinn der Meisterschaft in Großwallstadt erlebt, was dieses Zusammengehörigkeitsgefühl auslösen kann. Popmusiker sind mitunter anders. Egoistischer, exaltierter, und sie müssen es manchmal wohl auch sein, um Optimales zu leisten:»Die waren früher im Jugendzentrum und wollten die Welt verbessern«, sagt Uli. »Wir waren in Sportschulen kaserniert und haben uns den Playboy angeguckt. Da haben sich zwei Welten getroffen. Aber irgendwann habe ich die Künstler besser verstanden.« Er habe gesehen, wie etwas von seinem Ideal des Teamgeistes auf die Band abstrahlte. Und er hat durchaus mit Respekt registriert, dass »Hartmut immer wieder große Disziplin zeigte – und das demonstrierte er auch nach außen, etwa indem er zwischenzeitlich zwanzig Kilogramm abgenommen hat.«

Es sei »ein Nehmen und Geben zwischen der Band und mir«, sagt er. Aber letztlich sei Disziplin nicht nur eine wichtige berufliche Einstellung, nicht nur eine Frage der Gesinnung, sondern auch eine Geschäftsgrundlage: »Die Fans zahlen viel Geld, um ihre Band zu sehen. Und deshalb haben sie ein Recht darauf, Musiker zu sehen, die fit sind.« Um das zu gewährleisten, gehöre Professionalität einfach dazu. Und in den letzten Jahren hatte Uli Roth immer wieder darauf gedrängt, hatte diese Professionalität eingefordert. »Wenn ich dann bei einem PUR-Konzert die Begeisterung der Menschen erlebe, dann macht mich das schon etwas stolz und glücklich. Genau dann weiß ich, dass sich die Strapazen und Mühen gelohnt haben«, sagt er.

Die Geschäftspartner Uli Roth und Hartmut Engler sind Freunde geworden und trotz schwieriger Zeiten geblieben. Als er von der Krebserkrankung hörte, sagt der PUR-Mann, war das ein »totaler Schock für mich. Es war für mich unvorstellbar, dass dieser große, gut aussehende und unzerstörbar wirkende Turm in der PUR-Festung Krebs hat.« Engler wundert sich noch heute darüber, dass er erst einige Wochen nach der Diagnose etwas von dem Tumor erfuhr: »Ich lasse so etwas eher raus, und so habe ich mich gefragt, warum er mir nicht eher etwas davon erzählt hat.« Er hatte wohl die preußische Disziplin von Uli unterschätzt, der anderen nichts von seinem Schicksal erzählen wollte, weil er wusste, dass er sie damit belasten würde. Und er hatte wohl auch die Konsequenz von Uli Roth unterschätzt, der eine Sache durchzieht, wenn er davon überzeugt ist. »Ich habe Uli bewundert, wie er dann mit seinem Prostatakrebs an die Öffentlichkeit gegangen ist. Ich hätte das nicht gekonnt. Das spricht für seine Charakterfestigkeit, es spricht dafür, dass er weiter ein Turm in der Festung sein will«, sagt er.

sagt Engler. Und Uli hat aus den Gesprächen mit dem PUR-Mann durchaus auch etwas mitgenommen: »Er hat mir gesagt, dass ich mich viel zu lange allein mit der Krebsdiagnose gequält habe und dass ich der Typ sei, der schnell versucht, Belastendes einfach wegzudrücken. Er hat recht damit gehabt, und ich habe dazugelernt.«

Der Job und sein Engagement für PUR hatten Uli Roth viel Kraft gekostet. Er ist dadurch nicht krank geworden, aber es hatte seiner Gesundheit auch nicht eben gutgetan. Deshalb fasste er den Entschluss, dass »er Dinge jetzt offener ansprechen muss. Ich darf jetzt weniger Kompromisse eingehen. Ich weiß jetzt, dass das Leben mehr ist als eine Pressekonferenz.«

Trotzdem hat sich Uli Roth fest vorgenommen, konsequent zu sein. Seit einigen Jahren ist er ehrenamtlich für das Marketing im Management der SG Leutershausen tätig. Nach seinem Rücktritt vom aktiven Handball war der Verein schweren Zeiten entgegengegangen. Vor drei Jahren war der Klub finanziell ausgeblutet, er stand vor dem Ende. Ziemlich weit unten fing er von vorne an. Menschen, die den Verein retten wollten, machten sich ans Werk, und Uli schätzte diese Leute wegen ihres ehrenamtlichen Engagements. Auch er wollte helfen. Er sah sich in der Pflicht, seinem Heimatverein, der ihm in seiner Jugend viel gegeben hatte, nun etwas zurückzugeben. Und wenn sich Uli Roth etwas vornimmt, dann will er es richtig machen. »Es ist eine tolle Sache in Leutershausen entstanden. Und es macht Spaß, mit diesen Leuten zusammenzuarbeiten. Aber ich weiß auch, dass ich mir ein Riesending ans Bein gebunden habe, weil viele Dinge an mir hängen bleiben«, sagt er.

Ihm ist klar, dass Menschen, die in wichtigen Bereichen des Geschäftslebens über große Erfahrungen verfügen, gefragt sind. Haben sie einmal ihr Engagement bekundet, werden sie oft sehr in Anspruch genommen. »Der Verein ist seit dem Frühjahr auf einem sehr guten Weg. Und natürlich werde ich das, was mir wichtig geworden ist, auch weiter unterstützen«, sagt Uli Roth. »Aber ich muss lernen, Verantwortung abzugeben und Aufgaben zu delegieren. Denn meine Gesundheit und mein Leben müssen es mir jetzt wert sein.«

Nach der Behandlung: Training, Rehabilitation und die Angst vor dem Rückfall

Die Brüder Roth waren zwar ungewöhnlich jung für das Wachsen eines Prostatatumors in ihrem Körper, aber der Verlauf ihrer Krankheit war dennoch nicht untypisch. Nichts, aber auch gar nichts hatte auf die Existenz dieser todbringenden Zellveränderungen hingewiesen. Sie fühlten sich körperlich gut, kräftig und gesund, als sie in den Operationssaal hineingeschoben wurden, und sie fühlten sich erst körperlich schlecht, krank und schwach, nachdem sie Professor Hartwig Huland von dem Tumor befreit hatte.

Der Eingriff an der Prostata ist ein schwerer Eingriff. Die meisten Männer, und seien sie vor der OP auch in so guter Verfassung wie die Brüder Roth, brauchen einige Wochen oder Monate, bis die Wundheilung abgeschlossen ist und sie sich von den Strapazen erholt haben. Die Patienten können danach – wie die Roth-Zwillinge – in den Urlaub fahren, auch ins Ausland, wenn dort medizinische Behandlungsmöglichkeiten gewährleistet sind. Viele Männer gehen anschließend in eine Rehabilitationsmaßnahme, um wieder zu Kräften zu kommen. Laut der Gesetzeslage steht den Krebserkrankten nach jeder Operation eine sogenannte Anschlussheilbehandlung (AHB) zu. Sie muss in keiner Spezialklinik für Prostataerkrankte stattfinden, die Einrichtung sollte sich aber auf die Therapie solcher Krankheiten eingestellt haben.

In der Regel dauert die Kur drei Wochen, in Ausnahmefällen kann sie für ein oder zwei Wochen verlängert werden. Übrigens müssen die Männer nicht gleich nach dem Krankenhausaufenthalt in die Reha-Klinik. Wenn sie etwas krankenhausmüde geworden sind, können sie durchaus bis zu zwei Wochen zu Hause verbringen. Die Reha kann auch ambulant vorgenommen werden, der Patient darf dann nach jeder Behandlung, etwa einer Beckenbodengymnastik oder einem isokinetischen Übungsprogramm, wieder nach Hause gehen. Diese Form der Nachsorge erfreut sich wachsender Beliebtheit, ist aber noch nicht flächendeckend verbreitet.

Oberstes Ziel der meisten Therapien des Prostatakrebses ist die vollständige Heilung. Das heißt: die komplette Ausschaltung der Tumorzellen. Die radikale Prostatektomie, also die Operation, bietet die größten Chancen auf eine solche Heilung. Die Erfolge sind von Klinik zu Klinik unterschiedlich, und nicht alle Krankenhäuser wissen exakt, wie hoch ihre Erfolgsquote ist, weil sich die meisten Patienten von niedergelassenen Urologen weiterbehandeln lassen. Gerade bei sehr komplizierten Eingriffen wie der nervschonenden Prostataentfernung erzielen die Kliniken die besseren Ergebnisse, die am meisten Erfahrungen damit besitzen. Es gibt Klinikführer, die die Zahl der Operationen auflisten und die auch Aussagen über die Patientenzufriedenheit ermittelt haben (siehe Grafik im Anhang, S. 180). Leider beteiligen sich besonders viele kleinere Krankenhäuser nicht an solchen Klinikführern und verweigern entsprechende Informationen. Zwar ist jedes Krankenhaus gesetzlich verpflichtet, Qualitätsberichte zu erstellen und diese der Öffentlichkeit zur Verfügung zu stellen. Doch für medizinische Laien sind solche Publikationen meist unverständlich und verhindern somit Vergleiche mit anderen Häusern.

In der Hamburger Martini-Klinik, in der die Brüder Roth operiert wurden, wird in 95 Prozent der Fälle eine vollständige Heilung erreicht, wenn das Karzinom auf die Prostata beschränkt war. Hatte der Tumor die Grenzen der Prostata bereits überschritten, konnte noch in 60 Prozent aller Fälle eine komplette Entfernung der Krebszellen erreicht werden. 40 Prozent dieser schweren Fälle hatten ein sogenanntes Tumorrezidiv, das bedeutet, dass erneut Krebszellen wuchsen. Diese Geschwülste traten in dem operierten Bereich auf oder sie waren schon in die Lymphknoten oder Knochen metastasiert. In diesen Fällen waren zumeist Nachbehandlungen mit der Strahlentherapie notwendig.

Laut wissenschaftlichen Veröffentlichungen sind Operationen an der Prostata in neun von zehn Fällen erfolgreich. Die Hälfte bis drei Viertel aller Betroffenen mit einem größeren Tumor wiesen auch zehn Jahre nach der OP keine erhöhten PSA-Werte auf, hatten folglich keinen Rückfall. Laut dem Deutschen Krebsregister beträgt die Fünf-Jahres-Überlebensrate bei Prostatakrebs 87 Prozent.

Die Zahlen darüber, wer an Inkontinenz und Impotenz nach dem Eingriff leidet, gehen weit auseinander. Zum Zeitpunkt der Entlassung hatten je nach Veröffentlichung zwischen vier und fünfzig von hundert Operierten eine leichte Inkontinenz. Sie ließen Urin beim Niesen oder Husten oder ähnlichen Anstrengungen. Unter schwerer Inkontinenz klagten je nach Studie und Krankenhaus zwischen null und fünfzehn von hundert Männern. Gerade für die Wiedererlangung der Fähigkeit, den Urin halten zu können, sind Rehabilitationsmaßnahmen wichtig. Gezielte Übungen für den Unterbauch trainieren die notwendigen Muskelgruppen und können wesentlich dazu beitragen, die vollständige Kontinenz wiederzuerlangen. Den gleichen Effekt kann das elektronische Stimulieren der Muskeln haben.

Ebenso variieren die Zahlen, wie viele Männer nach dem Eingriff vorübergehend oder dauerhaft unter Impotenz litten. Die meisten Studien gehen davon aus, dass 20 bis 30 Prozent der operierten Männer selbst nach schonenden Eingriffen unter Impotenz klagen. Die Ergebnisse sind aber noch schwieriger zu ermitteln als die Daten zur Inkontinenz, weil die meisten Kliniken kein entsprechendes Material über die Langzeitfolgen haben. Viele der meist älteren Männer hatten zudem schon vor der OP durch Erkrankungen oder altersbedingte Veränderungen Schwierigkeiten, das Glied steif zu bekommen. Die Belastungen der Nerven durch den Eingriff führen dann oftmals endgültig zu Erektionsproblemen.

Neben den physiotherapeutischen Übungen und Maßnahmen zur Wiedererlangung der allgemeinen Leistungsfähigkeit spielt die seelische Betreuung in der Rehabilitation eine wesentliche Rolle. Die akute Krisenbewältigung, aber auch der Abbau der Angst vor dem Krebs sowie der Umgang mit Inkontinenz und Impotenz stehen dabei im Mittelpunkt der Einzel- und Gruppentherapie. Eine wichtige Funktion können dabei die Selbsthilfegruppen spielen. Im »Bundesverband Prostatakrebs Selbsthilfe« (BPS) engagieren sich rund 10 000 Männer.

Um ein Wiederauftreten von Tumorzellen frühzeitig zu erkennen, ist die regelmäßige Kontrolle des PSA-Wertes notwendig. Laut den aktuellen Leitlinien der Urologen soll zwölf Wochen nach der Behandlung damit begonnen werden. In den ersten beiden Jahren sollen dann alle drei Monate Kontrolluntersuchungen stattfinden, im dritten und vierten Jahr halbjährlich und danach jedes Jahr einmal. Laut dieser Richtlinien liegt ein Rückfall, ein sogenanntes Rezidiv, vor, wenn nach einer radikalen Prostatektomie der PSA-Wert auf mehr als 0,2 ansteigt. Bei der Bestrahlung sollte der Wert nicht mehr als 2 Nanogramm über dem tiefsten Wert liegen, der nach der Behandlung gemessen wurde.

Bei der Entstehung des hormonbedingten Prostatakrebses spielen höchstwahrscheinlich körperliche Bewegung und Ernährung in vielen Fällen wichtige Rollen. Erst recht sollten die Männer in der Phase der Nachsorge auf eine gesunde Ernährung und ein ausgewogenes Trainingsprogramm achten.

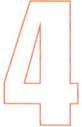

Das Leben ohne Prostata

Wieder im Alltag angekommen – und doch verändert

Am 17. August 2009 ist alles wieder wie früher. Zumindest auf den ersten Blick.

Erstmals seit einigen Monaten ist die gesamte Familie Roth wieder zusammenen. Schwester Monika und ihr Mann Peter haben in der Bahnhofstraße von Schriesheim, mitten in der kleinen Stadt, ein kleines Idyll geschaffen. Von der oberen Terrasse geht der Blick auf die umliegenden Weinberge des Odenwalds, von denen Paraglider in die Luft aufsteigen. Um den Swimmingpool herum sitzen Ossi und Ursula Roth, die Großeltern. Die Enkel Franziska, Natassja, Magdalena und Niklas schwimmen und plantschen im Wasser. Schwester Gaby ist da. Und Michael und Uli sehen aus wie immer im Sommer: braun gebrannt und muskulös – und fit.

Aber natürlich ist dies nur die Hülle, natürlich hat der Krebs die beiden verändert, auch wenn das nur die engsten Vertrauten spüren und sehen. »Uli war stets der Macher«, sagt seine Schwester Monika. Und weil ihm scheinbar alles leicht fiel, »stand Michael oft im Schatten von Uli. Er musste sich vieles härter erarbeiten.« In den Wochen der Krankheit hatte sich das Bild ein wenig geändert.

Die beiden Brüder haben immer einen engen Kontakt zu ihren Schwestern gehalten, auch als sie längst aus dem Elternhaus ausgezogen waren. Gaby und Monika, die früher ebenfalls Handball gespielt haben, reisten zu den Bundesligaspielen ihrer Brüder. »Und das war von ihnen durchaus so gewünscht«, sagt Gaby. Selbst wenn es für sie nicht immer einfach war, sich auf der Tribüne anhören zu müssen, wie ihre Brüder in Auswärtsspielen schon mal als »Arschloch« oder »Drecksau« beschimpft wurden.

Weil sie stets die Höhen und Tiefen miterlebten, hatten die Schwestern eine feine Antenne dafür, wie sich ihre Brüder direkt nach der Diagnose veränderten. »Ihre Leichtigkeit, die sie ihr Leben lang auszeichnete, war mit dem Tag von Michaels Krebserkrankung weg«, meint Gaby Roth. Dennoch seien »sie die Krankheit sofort mit einer so positiven Grundeinstellung angegangen, dass es uns Außenstehenden überhaupt nicht in den Sinn kommen konnte, Trübsal zu blasen«.

Und doch passierte etwas, sagen die Schwestern, und zwar schon in dem Moment, als »uns allen nach der Krebsdiagnose die Endlichkeit des Lebens von einer Minute auf die andere bewusst wurde« (Gaby). Michael sei eigentlich von seinem Wesen her eher ein Mann, »der gern auch mal in sich gekehrt sein kann«, während Uli den Typ Mann repräsentiere, der auf andere zugehe und rede. Dies habe sich mit der Krankheit vollkommen gewandelt: Michael sei plötzlich derjenige gewesen, der »sehr offen über alles gesprochen hat, was ihn beschäftigt«, wohingegen Uli oft nachdenklich und in sich gekehrt erschien. Es habe sie deshalb auch nicht weiter überrascht, dass Michael sofort seinen Job als Trainer fallen ließ, »weil er ein Stück weit egoistischer ist als Uli und zwischen Wichtigem und Unwichtigem unterscheiden kann«. Uli dagegen habe sichtlich Schwierigkeiten gehabt, sich in seiner Rolle als Schwerkranker zurechtzufinden. »Er kümmert sich zu sehr um unwichtige Dinge, er kann nicht nein sagen und hat fast eine Art Helfer-Syndrom. Und dann musste er mit der Krebserkrankung plötzlich akzeptieren, dass er eine Zeit lang nur für sich selbst da zu sein hat«, sagt Schwester Monika. Deshalb sei der Auftritt in der Talkshow von Markus Lanz für die Menschen, die sie beide seit Jahren kennen, überraschend gewesen. Es war, als hätten sie die Rollen getauscht: Eindeutig hätte dort Michael das Wort geführt, er plauderte und scherzte, während Uli zurückhaltend war und sparsam gesprochen hat.

Auch Ossi und Ursula Roth sind diese Veränderungen, während sie am Bildschirm saßen, sofort aufgefallen. »Es war das erste Mal, dass Michael mehr gesprochen hat als Uli«, sagt die Mutter der Zwillinge. Der Krebs habe ihre Jungen schon verändert. Ihr Michael, der eher »Introvertierte, ist nun offen und erzählt alles«. Und ihr Uli, der sonst so Vitale, sei jetzt verschlossener.

Ihre Kinder seien immer noch sehr positiv eingestellt, »sehr lebensbejahend«, wie Ursula Roth bemerkt, aber Krebs ist Krebs: »So etwas kann man nicht einfach wegschieben.« Ihr eigener Brustkrebs, der Tumor in ihrer Niere, der Prostatakrebs von Ossi vor einigen Jahren und schließlich der Prostatakrebs der Zwillinge innerhalb weniger Wochen: »Man muss das annehmen. Aber ich kann das alles bis heute nicht glauben«, sagt sie. Auch wenn sich bisher alles zum Guten gewendet habe, so hat »meine Familie den Krebs nun kennengelernt. Und so unbeschwert wie früher werden Michael und Uli nicht weiterleben können. Die Angst sitzt jetzt im Kopf.« Und das gilt wohl für die gesamte Roth-Familie. »Bisher ist alles gut gegangen, aber man muss befürchten, dass die Krebszellen irgendwie in der Familie stecken«, sagt Monika.

Auch unter den Kindern hat die doppelte Krebsdiagnose Spuren hinterlassen. »Mein Vater konnte sein Leben in vollen Zügen genießen«, meint Ulis vierzehnjährige Tochter Magdalena, »und dann haben wir erfahren, wie schnell sich das ganze Leben ändern kann. Alles, was man erreicht hat, zählt auf einmal nicht mehr.« Die vierzehnjährige Natassja hatte an dem Tag Geburtstag, als ihr Vater Michael von seiner Krebsdiagnose erfuhr und er es der Familie berichtete: »Das vergisst man sein Leben lang nicht. An diesem Tag haben wir alle geweint.« Michaels elfjähriger Sohn Niklas ist noch heute stolz darauf, wie sein Vater mit der Erkrankung umgegangen ist. »Wir waren alle sehr traurig, es sah so aus, als wären wir viel trauriger, als er es war.«

Niklas fand es auch gleich »große Klasse«, dass sein Vater mit dem Krebsthema in die Talkshow gegangen ist. Die Töchter waren dagegen skeptischer, sie meinten, der offensive Umgang ihrer Väter mit der Tumorerkrankung sei nicht unbedingt und ohne Einschränkungen gut gewesen. »Mein Vater hatte Krebs, das wusste plötzlich jeder, und irgendwie fand ich es etwas peinlich, dass es so hochgespielt wurde. Denn es gibt doch so viele andere Menschen, die auch Krebs haben«, sagt die sechzehnjährige Franziska. »Erst war es für uns schon gewöhnungsbedürftig, aber dann haben wir die Briefe und die Mails gelesen, die sie bekamen. Jetzt finde ich es sehr gut, was sie gemacht haben«, meint Magdalena.

Einige Wochen nach ihren Operationen und ihrem öffentlichen Fernsehauftritt sind Michael und Uli Roth wieder im Alltag angekommen. »Ich weiß ja, dass man an dieser Krankheit verzweifeln kann, und aus diesem Grund gibt es in der Hamburger Martini-Klinik auch einen Psychologen, der bei jedem Patienten vorbeischaut. Aber ich habe ihn gleich wieder weggeschickt. Ich will zusammen mit Uli damit klarkommen«, sagt Michael. »All diese Ratschläge, man müsse jetzt kämpfen, nutzen nichts. Sie sind tralala, wenn man nicht bereit ist, offensiv mit dieser Krankheit umzugehen. Ich habe akzep-

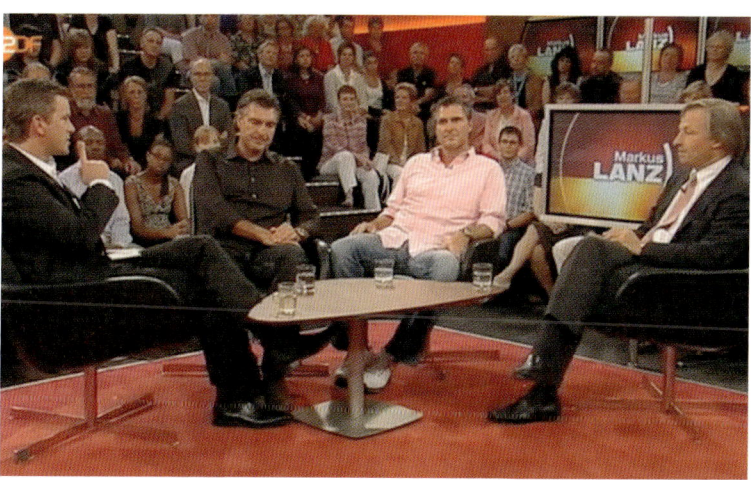

ZDF-Moderator Markus Lanz im Gespräch mit Michael und Uli Roth sowie Professor Huland

tiert, dass mich das Schicksal ausgesucht hat, und jetzt muss ich das Beste daraus machen.«

Michael Roth wird seinen Lebensstil nicht grundlegend ändern können. Es sei denn, er wäre bereit gewesen, seinen Beruf zu wechseln. Er war immer ein Trainer, der vollen Einsatz gezeigt hat. Im Training, vor allem aber auch im Spiel, wenn er wie ein Irrwisch an der Seitenlinie entlangjagte und dabei auf die Spieler und die Schiedsrichter einredete. »Als Trainer gibt es für mich nur Power«, sagt er, »und wenn du keine Power mitbringst, dann geht es nicht mehr.« Als Sportler habe man »ein Traumleben, da kann man auch schon etwas egoistisch sein, aber als Trainer musst du immer für deine Mannschaft mitdenken«. Also startete er bei seinem neuen Verein in Wetzlar mit vollem Ehrgeiz, so, als habe es die Krankheit nie gegeben. Aber er weiß nun, dass er sich die Ruhepausen gönnen muss. »Als Handballtrainer geht viel Zeit drauf. Um deine ganze Kraft zu behalten, musst du dir deine Auszeiten nehmen.«

Denn trotz des guten Behandlungsverlaufs wird Michael täglich daran erinnert, dass er einen schweren Eingriff hinter sich hat. Zwar braucht er keine Windeln mehr zu tragen, weil der innere Schließmuskel wieder passabel arbeitet: »Anfangs lernt man Tag für Tag dazu – fast so wie ein Baby. Und deshalb kann ich froh sein, dass ich das Wasser fast komplett wieder halten kann.« Aber es hat sich doch etwas geändert. Stück für Stück musste er sich an den gewohnten Alltag wieder heranwagen. Es war fast wie ein kleines Abenteuer, als er das erste Mal wieder auf der Tanzfläche war. Oder als er das erste Mal wieder mehr Alkohol trank, als zum Stillen des Durstes notwendig gewesen wäre. Er geht heute viel häufiger als früher auf die Toilette, weil er befürchten muss, dass eine volle Blase so sehr auf den Schließmuskel drückt, dass er der Aufgabe nicht mehr gewachsen ist. Und auch beim Training muss er vorsichtig sein: ein lauter Schrei oder ein lautes Aufmuntern, und es landen drei oder vier Tropfen Urin in der Unterhose.

Bisher besserte sich dieser Zustand von Woche zu Woche. Aber Michael hat auch Befürchtungen, dass sich dies einmal ändern könnte, wenn er nicht anfängt, konsequent zu trainieren: »Vielleicht bleibt dieser Zustand für immer, oder es wird sogar noch schlechter, wenn der Muskel mit zunehmendem Alter schlapper wird.«

Durch seine Selbstversuche kurz nach der Operation hatte er erfahren, dass der Verlust der Potenz bei ihm nicht eingetreten war. Aber ihm war schnell bewusst geworden, dass sein Sexualleben nie mehr so sein würde, wie es vor der Operation einmal war. »Die Lust auf einen One-Night-Stand« sei ihm nach dem Eingriff völlig abhanden gekommen, sagt er. »Ich müsste ja jeder Frau vorher erklären, dass mein Orgasmus trocken ist. Und ich habe wirklich kein Interesse daran, dies groß und breit zu erzählen, bevor es dann zur Sache geht.« Das hat er akzeptiert, und es ist nicht so, dass er darunter großartig leiden würde. »Wie Boris in der Wäschekammer, das läuft nicht mehr. Die Spontanität kommt einem etwas abhanden, und ich muss jetzt bewusster mit meiner Sexualität umgehen.«

Als er gut zwei Wochen nach der Entnahme des Katheters genug von seiner Liebe mit sich selbst hatte, unternahm er den ersten Versuch, sich das zuvor ziemlich vertraute Feld der körperlichen Liebe zurückzuerobern. Es kam zum ersten Geschlechtsverkehr nach der Operation. Da er sich von seiner Frau getrennt hatte, fehlte ihm eine feste Partnerin, die ihm in dieser schwierigen Situation zur Seite gestanden hätte. Eine gute Freundin, mit der er eine Zeit lang fester liiert war, half ihm, diesen schweren Gang zu gehen. »Ich war fast so nervös wie beim allerersten Mal, weil ich Angst hatte, ob es tatsächlich funktioniert«, sagt er. »Und wenn es dieses Wunderding namens Levitra nicht gegeben hätte, wäre ich wohl noch nervöser gewesen.« Lange habe er sich vorher mit dieser Frau über seine Probleme unterhalten – »man wünscht sich regelrecht, mit jemandem darüber zu reden«. Und wenn man sich einmal auf diese Gespräche eingelassen hat, seien »Frauen sehr einfühlsam. Sie haben überhaupt keine Berührungsängste.«

Es hat an diesem Tag geklappt. »Es war wie eine Neugeburt für mich, auch wenn die Standfestigkeit schon etwas anders war als vorher«, sagt er. »Das Gefühl ist zurück.« Dennoch: Sein Geschlechtsleben sei noch lange nicht so, wie es früher einmal war. Vielleicht wird es auch niemals mehr so werden. »Wenn ich schlecht drauf bin, dann langt es nicht zur Erektion; das sind Situationen, die ich vorher nicht gekannt habe.«

Michael Roth sagt, er habe sich damit abgefunden. »Man darf sich darüber nicht verrückt machen lassen, man darf nicht aufgeben – und muss es eben immer wieder probieren.« Einige Männer, die in einer ähnlichen Situation wie die Brüder Roth waren, berichten davon, dass sich der Orgasmus etwas anders anfühlt als vor der Operation, weil ihnen das spezielle Ziehen vor dem Ejakulieren fehlt – als wenn der Verlust des Abspritzens auch ein Stück der Lust nimmt. Was Michael Roth berichtet, gibt dagegen Entwarnung: »Das Orgasmusgefühl ist völlig identisch, es ist nicht anders, als wenn man Samenflüssigkeit abgibt.«

Vielleicht sind die neuen Zustände sogar bisweilen etwas angenehmer. »Wofür braucht man denn die Samenflüssigkeit, wenn man keine Kinder mehr haben möchte?«, fragt er. Die Liebe sei doch jetzt viel hygienischer, umweltfreundlicher, weil man die Bettlaken nicht mehr wechseln müsse – und womöglich auch frauenfreundlicher, weil viele Partnerinnen den Samenerguss gar nicht so gern mögen.

Mit der Krebserkrankung änderte sich für Michael Roth auch einiges in der Liebe. Ihm scheint, als erlebe er die Zweisamkeit intensiver als vor der Operation. Wenn er mit einer Freundin zusammenkomme, sei er sehr aufgeregt, obwohl diese Aufregung sich jetzt nicht mehr wie in den Jahren als Teenager in der Hose bemerkbar mache. Denn noch immer bedürfe ein Geschlechtsakt auch gewisser Vorbereitungen. »Mein Blase ist weiterhin sehr klein, deshalb muss ich vorher stets auf die Toilette«, berichtet Michael. Und es ist ratsam, die Blase vorher zu entleeren, damit bei den Liebesanstrengungen kein Urin entweicht.

Auch Uli musste sich daran gewöhnen, erst langsam in sein normales Leben zurückzufinden. »Es ist kein schöner Moment, wenn man etwa durch das Flughafengebäude auf Mallorca geht und Windeln trägt«, sagt er. »Oder wenn man sich so gut fühlt, dass man zwar wieder joggen kann, aber drei- oder viermal anhalten muss, um zu urinieren.« Oder wenn kleine Dinge des Alltags, die man jahrzehntelang ohne nachzudenken gemacht hat, nun zu einem Problem werden können. »Wenn ich dem Hund hinterherrufe, kann es schon passieren, dass meine Hose nass wird«, sagt Uli. »Das nervt.« Aber es erinnert stets daran, dass der Körper noch nicht ganz fit ist, es mahnt die Rekonvaleszenten, sich zu schonen und »die Dinge zu trainieren, die nun wichtig sind« (Uli). Durch solche Kleinigkeiten wird der Familie Roth täglich bewusst, dass Prostatakrebs das Leben der Menschen ganz vereinnahmen kann. Oft sind es banale Dinge, die sich geändert haben. »Eine der größten Überraschungen für uns ist, zu sehen, dass Uli jetzt sogar schon mal sein Handy ausgeschaltet lässt«, sagt Schwester Monika.

Michael und Uli müssen nun alle drei Monate zum PSA-Test. Bisher waren alle Werte optimal. Es ist noch zu früh für eine abschließende Einschätzung, aber es sieht ganz danach aus, als seien die Brüder endgültig von ihrer Krankheit geheilt. Jetzt wollen die Roths die positiven Erfahrungen, die sie wegen der frühen Entdeckung der Tumoren gemacht haben, an andere Männer weitergeben. Sie tun es, wann immer sie die Chance dazu haben. Am Tag, als Uli in der Martini-Klinik der Katheter gezogen wurde, erkannte ihn eine Frau. Als sie ihn ansprach, hatte sie Tränen in den Augen. Sie fragte ihn, ob sie und ihr Mann sich mal kurz mit ihm unterhalten dürften, sie hätten vor einigen Tagen die Fernsehsendung mit ihm gesehen. Und dann berichtete das Ehepaar, dass der Mann ebenfalls Prostatakrebs habe. Er habe große Angst vor dem Eingriff gehabt und deshalb hätten sie niemandem etwas von der Erkrankung erzählt. Aber als sie den optimistisch wirkenden Auftritt der Zwillinge gesehen hätten, habe sich ihr Mann »richtig gut gefühlt«, sagte die Frau. Gleich am nächsten Tag habe er begonnen, seinen Verwandten, Freunden und Bekannten von seinem Tumor zu berichten.

Respekt, Liebesbriefe und Mitleid – die Reaktionen auf den öffentlichen Auftritt

Nach den öffentlichen Auftritten meldeten sich viele Bekannte der Brüder Roth, die bisher noch nichts von deren Krebserkrankung gewusst hatten. »Lieber Uli, heute Morgen habe ich in der Zeitung gelesen, was mit dir und Michael los ist. Das hat mir einen Schock versetzt«, schrieb Caren Sonn, achtfache Deutsche Meisterin im Hürdensprint und Inhaberin einer Werbeagentur in Mannheim. Eine gute Bekannte mailte seinem Bruder: »Hallo Michael, ich wünsche dir ganz, ganz gute Besserung. Ich finde es stark und bewundernswert, wie du und Uli das macht, und dass ihr den Mut habt, damit in die Öffentlichkeit zu gehen, um anderen Mut zu machen. Ich wünsche dir alles Liebe.«

Matthias Anthuber, Chefarzt für Allgemein-, Viszeral- und Gefäßchirurgie am Klinikum Augsburg, gab zu verstehen, dass er mit »Bestürzung, doch auch mit dem Wissen um die Heilungserfolge beim Prostatakarzinom« von ihrer Erkrankung gelesen habe: »Ich bewundere euren Mut, mit dieser Diagnose an die Öffentlichkeit zu gehen und so eure unbestrittene Prominenz in den Dienst einer guten Sache zu stellen.«

Der Oberbürgermeister von Bietigheim-Bissingen, Jürgen Kessing, den Uli Roth von PUR-Auftritten kennt, wünschte gute Besserung, denn »einen Uli Roth, der nicht aktiv sein kann, ist nach dem, wie ich dich kenne, nur schwer vorstellbar«.

Unter den vielen Menschen, die sich bei ihnen meldeten, waren auch Bekannte, die sie vor Jahren getroffen, aber längst aus den Augen verloren hatten. Eine Susi aus München, die Uli vor vielen Jahren auf einem Schiff vor Kroatien kennengelernt hatte, schrieb: »Es gibt nicht viele Männer, die sich so verhalten und diese Krankheit öffentlich publik machen würden. Mein Großvater ist daran gestorben, und auch sonst greift der Krebs kräftig in meiner Familie um sich.« Es hatte eine gewisse Ironie, dass es ihrer Krebserkrankung bedurfte, um wieder etwas von alten Bekannten zu hören, zu denen der Kontakt längst abgerissen war. Andrea Winkel etwa, eine Freundin aus der Jugendzeit, erinnerte sie an ihre gemeinsame Zeit: »Damals habe ich des Öfteren bei euch in Leutershausen übernachtet, vor allem immer dann, wenn in eurem Ort eine Party war und ich von meinen Eltern aus nicht hingehen durfte! Eure Eltern waren damals sehr viel großzügiger als meine.« Und sie sei von der »souveränen Art« im Fernsehen sehr überzeugt worden: »Es war sehr beeindruckend, vor allem auch deshalb, weil ihr Tabuthemen angesprochen habt. Dadurch ist es euch sicherlich gelungen, Männer zu ermutigen, endlich die Vorsorgeuntersuchungen durchzuführen.«

Es waren besonders viele Frauen, denen der Auftritt der Roth-Brüder imponiert hat – das weibliche Geschlecht, das viel aufgeklärter mit eigenen Vorsorgeuntersuchungen umgeht und sich über die Zurückhaltung der Männer wundert. »Mit so viel Mut und Offenheit in einer solchen Situation und über ein solch sensibles Thema zu sprechen ist bewundernswert und verdient Respekt«, schrieb eine Frau aus Leimen, »Sie haben sicherlich vielen damit geholfen.«

Ähnlich ging es einer Ute, sie teilte Uli mit: »Irgendetwas daran hat mich berührt, deshalb bin ich einfach mal so frech und nehme Kontakt zu diesem, mir eigentlich wildfremden Menschen auf, um liebe Grüße dazulassen und für die bevorstehende Zeit viel Glück, Kraft, Durchhaltevermögen und noch mehr Erfolg zu wünschen. Sorry, ich will nicht aufdringlich sein, aber es hat mich bewegt.« Eine Kerstin beeindruckte die kraftstrotzende Ausstrahlung von Uli, einen Tag vor seiner Operation: »Es ist toll, was für ein Kämpfer du bist, auch nach deiner Handballkarriere. Ich finde es toll, dass ihr mit eurer Krankheit an die Öffentlichkeit geht und dadurch hoffentlich die Schlafmützen unter den Männern wachgerüttelt habt.«

Die Erzählungen der beiden waren offenbar für einige Frauen so faszinierend, dass sie sich ein bisschen in die Brüder verschossen haben. Eine siebenunddreißigjährige Kerstin war von Ulis »ehrlichem und sympathischen Lächeln, das alle Krankheiten zu besiegen scheint«, so angetan, dass sie sich wünschte, er möge zurückschreiben, dann bekäme er auch ein Foto von ihr. Eine Birgit aus Neustadt hatte sich eher auf Michael fixiert und fühlte sich von dessen Dialekt angezogen: »Eventuell haben Sie ja Zeit, Lust und die Gelegenheit, wenn Sie in die Heimat kommen, dass wir uns verabreden und etwas austauschen können.« Eine andere Frau schrieb, dass sie die Art von Michael umwerfend fände, »ich habe vorm TV gesessen und war wie gefesselt«.

Aber es tauchten auch die Menschen mit den guten Ratschlägen für die unschönen Lebenslagen aller Art auf. Ein Mann aus La Palma berichtete, dass er die Roths in der Sendung gesehen habe, und ihm sei »ein Schauer über den Rücken« gelaufen. »Aus Mitleid« versorge er die »lieben Sportfreunde« nun mit einem lebenswichtigen Tipp, er wolle ihnen »gern helfen, ohne grausame Operationen gesund zu werden«. Und das gehe folgendermaßen: »Kauft euch in der Apotheke Magnesiumchlorid und bereitet es so zu wie angegeben; danach trinkt jeden Tag zwei Schnapsgläser davon, morgens und abends. Dann kauft ihr euch 500 Gramm kleinblütiges Weidenröslein (Tee) und trinkt jeden Tag drei große Tassen Tee, für jede Tasse einen gehäuften Teelöffel mit den Blüten überbrühen. Dies einen Monat lang. Im nächsten Monat zwei Tassen pro Tag. Gute Besserung.«

Für einige Zuschauer waren die Roths mit ihren Auftritten in der Öffentlichkeit zu einem Symbol dafür geworden, wie wichtig die Früherkennung von Prostatakrebs ist. Eine Frau aus dem westfälischen Schwelm schrieb: »Durch viele gesundheitliche Schicksalsschläge in der Familie und im Freundeskreis weiß ich, wie wichtig es ist, dass man Menschen zur Vorsorge ermuntern muss. Ich hoffe, ihr könnt weitere Menschen dazu bewegen, sich untersuchen zu lassen.«

Viele Männer in Deutschland, so berichten Urologen, wurden durch die Fernsehsendung über den Nutzen der Vorsorge aufgeklärt und ließen sich umgehend Arzttermine geben. Besonders die Frauen waren es, die ihre Männer noch stärker als bisher drängten, endlich zur Früherkennung des Prostatakrebses einen Urologen aufzusuchen. Ein Bekannter schrieb Uli: »Ich finde es vorbildlich, dass ihr beide proaktiv in die Öffentlichkeit geht, um dieses Thema zu sensibilisieren. Auch ich habe heute einen Vorsorgetermin gemacht.« Ein Freund mailte an Michael: »Danke für die offenen Worte. Habe nächste Woche einen Termin beim Urologen wegen dir! Mit fünfundvierzig genau der richtige Zeitpunkt.«

Das Presse- und Informationsamt der Bundesregierung meldete sich bei Uli Roth. Uli hatte im Mai 2009, als er schon von seiner Erkrankung wusste, mit dem Bundespresseamt beim Bürgerfest in Berlin zusammengearbeitet, und nun dankte ihm ein Vertreter der Behörde noch einmal nachträglich: »Ich war sehr erschrocken, was ich über Ihre Erkrankung gelesen habe. Der Mut, damit in die Öffentlichkeit zu gehen, um andere zu bewegen, Vorsorgeuntersuchungen wahrzunehmen, verdient großen Respekt.«

Die Reaktionen auf den Schritt in die Öffentlichkeit zeigten zudem, wie schwer es Männern bislang gefallen war, über ihr Schicksal zu sprechen. Nun begannen aber einige Leidensgenossen, von ihrer eigenen Geschichte zu erzählen.

Henning und Thomas Behrmann, zwei Fußball spielende Brüder aus Hamburg, heute neunundfünfzig und vierundsechzig Jahre alt, berichteten, wie sie ähnlich wie die Zwillinge fast »im fliegenden Wechsel« ins Krankenbett mussten, danach seien sie geheilt gewesen: »Ich spielte nach elf Wochen wieder Fußball. Die Mitspieler versichern, ich sei besser als vorher, allerdings gibt es einen starken Hang zum Lügen! Seitdem nutze ich verschiedene Gelegenheiten, für eine Vorsorge zu werben. Insbesondere mit dem Beispiel eines Mannschaftskollegen, der nicht zum Arzt gegangen ist und nach drei traurigen Jahren an Prostatakrebs gestorben ist.«

Ein Mann aus Kronberg berichtete wiederum von seiner erfolgreichen Operation vor zwei Jahren, sein PSA-Wert sei bis heute unterhalb der Nachweisgrenze: »Ihren Schock kann ich sehr gut verstehen, denn ich selbst war erst einmal drei Tage so richtig von der Rolle. Ich habe mich dann innerhalb der nächsten zwei Wochen operieren lassen. Bauchschnitt, danach Prostata, Samenblase und Samenleiter sowie dreißig Lymphknoten entfernt. Insgesamt vierzehn Tage Krankenhaus, weil noch ein Dickdarmriss bei der OP eingetreten ist. OP-Dauer: viereinhalb Stunden. Am vierten Tag nach dem Eingriff bin ich bereits im Freien spazieren gegangen. Dazu einen Ledergürtel umgebunden und alle Drainagen einfach drangehangen, dann den Bademantel darüber gezogen ... Die Kontinenz verbesserte sich, und endgültig trocken war ich nach knapp sechs Monaten. Kontinenztraining muss oder sollte man sein ganzes Leben lang machen ... Husten und Niesen sind ein wenig die Probleme. Dabei den Kopf einfach zur Seite halten, dann passiert nichts.« Und am Ende hatte er noch einen Tipp: »Alles, was Sie im Internet über die Krankheit gefunden haben, einfach wegschmeißen und Ihrem Arzt vertrauen. Habe ich auch so gemacht, das ist besser für die eigene Psyche.«

Gert Lang-Lendorff aus dem schleswig-holsteinischen Altenholz erzählte, dass er an der gleichen Krankheit gelitten hätte: »Ich war damals vierundsechzig Jahre alt – so gesehen ein ganz hundsordinärer Fall. Eines kann man mit Sicherheit heute feststellen: Es gibt unerhört viele Männer im fortgeschrittenen Alter, denen die Prostata entfernt wurde und denen es – dank der großartig weiterentwickelten Technik – bestens geht. Es ist sehr schade, dass diese Menschen, die ja eigentlich Glückspilze sind, viel zu wenig über ihr Schicksal reden. Und meine Quintessenz daraus ist: Männer, wenn ihr schon nicht regelmäßig zur Vorsorge geht, kontrolliert wenigstens alle halbe Jahre den PSA-Wert im Blut ... Leute, macht kein Tabu aus all den Geschichten! Nur wenn wir offen über die Probleme reden, lernen wir damit umzugehen, nur dann verliert das Ganze seinen Schrecken.«

Petra Duktisch aus dem niedersächsischen Munster berichtete über den Leidensweg ihres Mannes, der mit seinem Krankenhaus nicht so viel Glück hatte: »Ein Mangel an Aufklärung über die Folgen nach einer Prostata-OP besteht leider in den meisten Fällen. Wird der Patient noch bestrahlt, entstehen die größten Schäden, die meistens noch weitaus beschwerlicher sind als Inkontinenz und Impotenz.« Komplizierte nachträgliche Eingriffe seien die Folge, und würden die missglücken, bedeute dies »Dauerschmerzen durch geschädigte Nerven, Dauereinnahme von Schmerzmedikamenten mit weiteren Erkrankungen«. Es werde Zeit, dass »dieses Tabuthema aufgegriffen wird«, denn Aufklärung könne »viele Schmerzen und Tränen ersparen«. Leider sehe die Gegenwart noch anders aus: »Ich habe mich mit vielen Männern über dieses Thema unterhalten, und die Mehrheit (viele Ältere) wusste nicht, was ein PSA-Wert ist.«

Die Brüder Roth hatten mit ihrem Auftritt die Diskussion über die Vorsorge angestoßen, aber sie hatten auch die Kritiker aktiviert, sich über den PSA-Test zu äußern. Alfred Richter, ein Frauenarzt aus Köln, reagierte besonders heftig auf die Berichte über Michael und Uli: »Den Zwillingsbrüdern erging es genauso wie vielen anderen Männern gleich welchen Alters. Ein angeblich auf Prostatakrebs verdächtiger PSA-Wert brachte diese in die Fänge eines Marktführers. Markt hat etwas mit Geschäft zu tun. Nichts anderes ist es wie mit dem Geschäft, welches mit der Angst der Menschen betrieben wird. Im Mittelalter zogen die Gaukler von einem Marktflecken zum anderen, um angeblich heilsbringende und ewige Gesundheit versprechende Tinkturen an den Mann und an die Frau zu bringen. Es hat sich bis heute nichts daran geändert, nur treten die sogenannten Heilsbringer im Gewand ihres angeblich erworbenen Titels auf ... So müssen sich diesmal jene Männer glücklich schätzen, die weniger bemittelt sind und sich daher keinen ›Früherkennungs‹-Test leisten können. Ihnen entgeht die ›Wohltat‹ unsinnigen ärztlichen Handelns. Die nachfolgenden Maßnahmen aufgrund eines erhöhten und dazu noch willkürlich festgelegten PSA-Werts kann man dann nur noch als kriminell bezeichnen, weil körperverletzend. Weltweit verdient ein medizinisch-technischer Industriezweig mit dem überflüssigen PSA-Test ein Milliardenvermögen.«

Doch solche kritischen Äußerungen waren die Ausnahme. Kai Mielke, der Geschäftsführer des »Bundesverbands Prostatakrebs Selbsthilfe« (BPS), sah die öffentlichen Auftritte der Brüder Roth als einen wichtigen Schritt in dem Bemühen um mehr Aufklärung der

Männer. Er schrieb an die Zwillinge: »Wir möchten unsere Bewunderung zum Ausdruck bringen, dass Sie mit Ihrem couragierten Gang an die Öffentlichkeit gezeigt haben, dass Prostatakrebs kein Tabuthema sein muss. Dies kann viele Männer dazu ermutigen, es Ihnen gleichzutun und offen und selbstbewusst mit der Erkrankung umzugehen. Hierfür möchten wir Ihnen ein großes Dankeschön sagen! ...Wir würden uns sehr freuen, wenn Sie auch weiterhin dabei mithelfen, das öffentliche Bewusstsein für die Themen Prostatakrebs und Prostatafrüherkennung zu schärfen.«

Die Frauen, sagt Mielke, hätten vor über zwanzig Jahren damit begonnen, mit der Brustkrebsvorsorge ihre Tumorgeißel Nummer eins zu bekämpfen, die Männer hätten erst vor rund zehn Jahren ganz allmählich nachgezogen, ihrem größten Krebsfeind frühzeitig zu begegnen. »Lange Zeit ist dieses Massenleiden Prostatakrebs unter der Decke gehalten worden«, sagt Mielke. Während die Frauen mittlerweile sehr offen mit dem Krebs umgehen, »sind die Männer immer noch sehr schamhaft«. Männer wie die Roths seien deshalb für einen Kurswechsel immens wichtig.

Anfang September 2009 ist Michael Roth wieder voll im Geschäft der Handball-Bundesliga. Acht Wochen hat er die HSG Wetzlar auf die neue Saison vorbereitet. Nach seinem Ausstieg beim TV Großwallstadt im April war es ein doppelter Neuanfang. Er musste sich erst mit den Umständen im neuen Verein vertraut machen, mit einem neuen Leben in einer anderen Stadt und mit einem Leben ohne Prostata. Er hat alles dafür getan, dass ihm der Neubeginn leichter fällt. Er hat sich eine ruhige Wohnung mit Dachterrasse in einem kleinen Ort in der Nähe von Wetzlar genommen, er hat sich auch aus dem Tagesgeschäft seiner Promotionsfirma zurückgezogen. Er berät nur noch konzeptionell, ansonsten hat sein Freund und Partner Dennis Gissel allein das Sagen.

Michael Roth weiß, dass er nun seine Kraft für seinen Trainerberuf braucht, weil das Handballgeschäft keine Rücksicht auf die Gesundheit seiner Akteure nimmt. Das erste Spiel ist gleich wegweisend, die HSG Wetzlar spielt in Dormagen. Und es ist gleich Druck da. Wenn das

Team von Roth die gestiegenen Ambitionen des Vereins erfüllen will, muss seine Mannschaft gewinnen. Michael Roth ist so engagiert wie immer an der Seitenlinie, bekommt sogar eine Verwarnung, weil er sich allzu laut über die Schiedsrichterentscheidungen aufgeregt hat. Es war ein enges Spiel, erst am Ende setzt sich Wetzlar klar mit 31:24 durch. Roth und sein Team lösen eine kleine Euphorie in der hessischen Stadt aus. Einige glauben und viele hoffen, dass der Verein die untere Region der Tabelle, in der man sich die vergangenen drei Jahre aufgehalten hat, mit Roth als Trainer verlassen werde. Aber die Ernüchterung folgt prompt. Das nächste Heimspiel verliert Wetzlar gegen den VfL Gummersbach. So geladen er während des Spiels auch ist, so gelassen ist Michael Roth nachher. »Man muss mit Rückschlägen leben können«, sagt er. Die Niederlage ärgert auch ihn, weil sie nicht nötig war. Aber er hat erlebt, dass es Wichtigeres gibt als Tore und Punkte im Sport.

Anfang September ist die neue CD von PUR auf dem Markt. Für Manager Uli Roth ist dies immer ein besonderer Moment. »Als ich die ersten Lieder gehört habe, war ich sofort begeistert«, sagt er, »den Jungs ist wirklich etwas Großes geglückt.« Aber werden auch die Anhänger die CD gut finden? Es ist auch ein Vabanquespiel. Aber diesmal ist es für Uli Roth eine besondere Situation. Als die Anhänger der Band von seiner Erkrankung erfahren hatten, waren viele Fans erschüttert und hatten viele Dutzend Genesungswünsche auf der Homepage von PUR hinterlassen – so wie Marion: »Ich glaube, alle Fans von PUR nehmen Anteil an dem, was dir und deinem Bruder passiert ist. Ich wünsche dir und deinem Bruder ganz viel Kraft und Stärke, um diese Krankheit zu besiegen.« Uli Roth arbeitete zwar stets im Hintergrund, aber ihm wurde jetzt noch einmal deutlich, wie viele Anhänger ihn als Teil der Band sehen.

Die CD mit dem Titel »Wünsche« erobert sofort den Spitzenplatz der Hitparade – sie zieht vorbei an Michael Jackson und den Beatles. Die Fans sind zufrieden. Die CD besteche durch eine »gelungene Mischung aus rockigen Melodien und Texten, die zum Nachdenken anregen«, schreibt ein Kritiker.

Nach den dramatischen Wochen ihrer Krankheit haben Michael und Uli Roth dort wieder angeknüpft, wo sie vor der Diagnose ihrer Krebserkrankung aufgehört haben. Aber jetzt sind sie nicht nur Trainer einer Handballmannschaft und Manager einer Popgruppe, sie sind nun Protagonisten für Prostatakrebsvorsorge. Und haben dort ebenfalls Erfolg, auch wenn sie es oftmals gar nicht selbst erfahren.

Kurz nach der Sendung mit Markus Lanz kommt ein Patient zu Professor Hubert Seggewiß in die Klinik nach Schweinfurt. Der Mann ist Ende sechzig. Er hat die Sendung mit den Brüdern Roth gesehen. Es ist ein pensionierter Lehrer – und er hat einen Zwillingsbruder. Vor einem halben Jahr wurde bei diesem ein Prostatatumor entdeckt. Er musste operiert werden. Obwohl Seggewiß' Patient wusste, dass er als naher Angehöriger genetisch vorbelastet ist, ließ er trotz seiner ansonsten sehr gewissenhaften Lebensart die Vorsorge schleifen. Erst nachdem er die Brüder Roth im Fernsehen gesehen und deren Geschichte gehört hatte, ging er ins Schweinfurter Leopoldina-Krankenhaus und ließ sich testen. Die Ärzte stellten fest, dass auch er Prostatakrebs hat. Es war gerade noch rechtzeitig, um sich erfolgreich behandeln zu lassen.

Die großen Kliniken überzeugen

Behandlungshäufigkeit von Prostatakrebs bundesweit

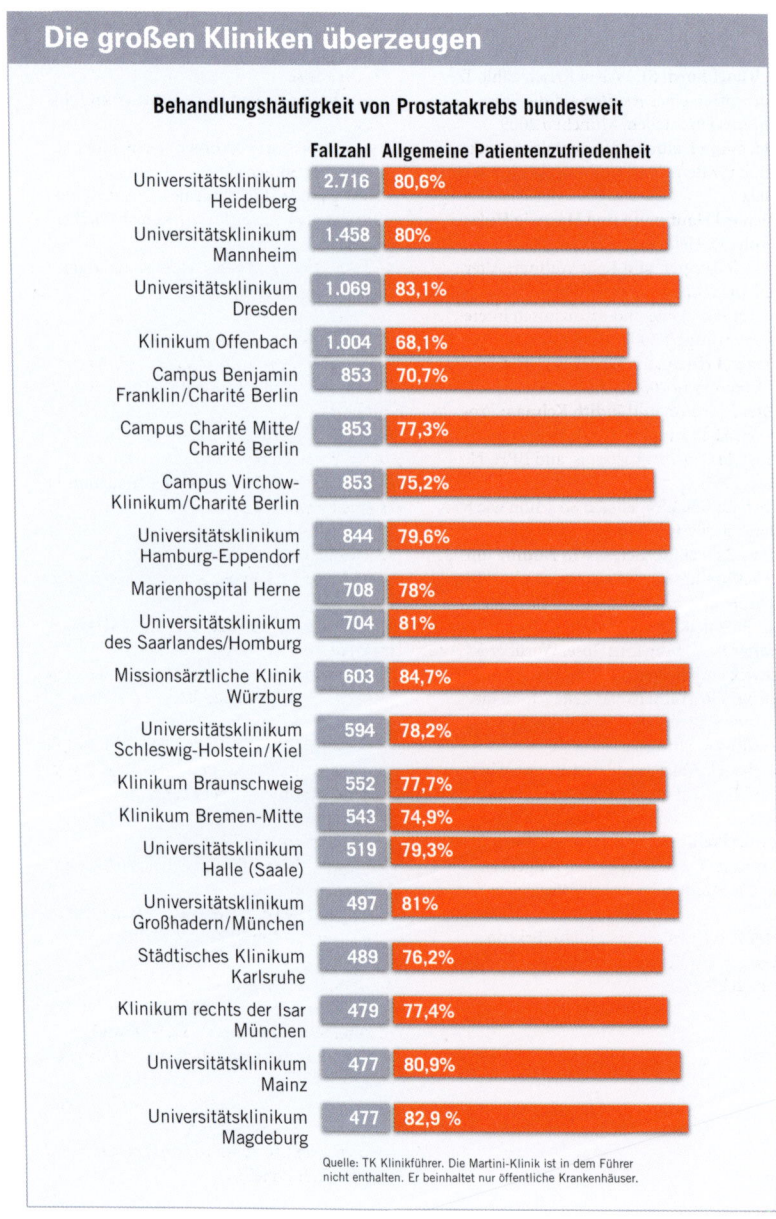

	Fallzahl	Allgemeine Patientenzufriedenheit
Universitätsklinikum Heidelberg	2.716	80,6%
Universitätsklinikum Mannheim	1.458	80%
Universitätsklinikum Dresden	1.069	83,1%
Klinikum Offenbach	1.004	68,1%
Campus Benjamin Franklin/Charité Berlin	853	70,7%
Campus Charité Mitte/ Charité Berlin	853	77,3%
Campus Virchow- Klinikum/Charité Berlin	853	75,2%
Universitätsklinikum Hamburg-Eppendorf	844	79,6%
Marienhospital Herne	708	78%
Universitätsklinikum des Saarlandes/Homburg	704	81%
Missionsärztliche Klinik Würzburg	603	84,7%
Universitätsklinikum Schleswig-Holstein/Kiel	594	78,2%
Klinikum Braunschweig	552	77,7%
Klinikum Bremen-Mitte	543	74,9%
Universitätsklinikum Halle (Saale)	519	79,3%
Universitätsklinikum Großhadern/München	497	81%
Städtisches Klinikum Karlsruhe	489	76,2%
Klinikum rechts der Isar München	479	77,4%
Universitätsklinikum Mainz	477	80,9%
Universitätsklinikum Magdeburg	477	82,9 %

Quelle: TK Klinikführer. Die Martini-Klinik ist in dem Führer nicht enthalten. Er beinhaltet nur öffentliche Krankenhäuser.

Literatur

Michael Bordt SJ: Was in Krisen zählt. Die Antworten eines Jesuiten auf die Fragen, die wir uns jetzt stellen. München 2009
Hermann Delbrück: Prostatakrebs. Rat und Hilfe für Betroffene und Angehörige. Stuttgart 2008
Richard Hautmann und Hartwig Huland: Urologie. Heidelberg 2006
Ulrich Köppen und Kent Wallner: Alternativen zur radikalen Operation. Ein Ratgeber für Betroffene, Ärzte und medizinisch interessierte Leser. Stuttgart 2007
Jürgen Leinemann: Das Leben ist der Ernstfall. Hamburg 2009
Peter Scardion und Judith Kelman: Prostate Book. The Complete Guide to Overcoming Prostate Cancer, Prostatitis, and BPH. New York 2005
Christoph Schlingensief: So schön wie hier kanns im Himmel gar nicht sein! Köln 2009
Hans-Albert Stechel, Arwin Hodina und Ulrich Massing: Essen fast wie gewohnt. Leckere Rezepte und Ernährungstipps für Patienten mit Prostatakrebs. Freiburg 2007
Walter Raaflaub: Tote Hose. Worüber Männer schweigen. Ein Tagebuch, Gockhausen 2007
Barbara R. Wainrib: So helfe ich meinem Partner. Wie Sie die Erkrankung gemeinsam bewältigen. Stuttgart 1998.
Patrick C. Walsh und Janet Farrar Worthington: The Prostate. A Guide for Men and the Women Who Love Them London 1995
Lothar Weißbach und Edith A. Boedefeld: Diagnose: Prostatakrebs. Ein Ratgeber – nicht nur für Männer. München/Wien/New York 2007
Peter F. Weitzel: Prostatakrebs. Erkennen, besiegen und potent bleiben, Billigheim-Ingenheim 2007

Internetadressen

1. Diagnose
www.psa-entscheidungshilfe.de (zum PSA-Test)
www.erspc.org (Vorsorgeuntersuchung, in englischer Sprache)
www.g-ba.de (Richtlinie des Gemeinsamen Bundesausschusses für die Krebsfrüherkennung)
www.test.de (Stiftung Warentest über die PSA-Aufklärung in Arztpraxen)

2. Prostatakrebs allgemein
www.aezq.de/aezq/publikationen/schriftenreihe (Prostatakarzinom-Leitlinie für Patienten aufgearbeitet)
www.krebsinformationsdienst.de/tumorarten/prostatakrebs (Patienteninformation des Deutschen Krebsforschungszentrums in Heidelberg)
www.krebsgesellschaft.de
www.mriu.de/pca/index.html (Familien-Forschungsprojekt des Münchner Klinikums rechts der Isar)
www.gesundheitpro.de/magazin (Informationen zur Prostata)
www.degro.org (Übersicht zu Strahlentherapien)
www.urologenportal.de (Deutsche Gesellschaft für Urologie)
www.nw-suppo.de (Deutsche Gesellschaft für Radioonkologie zu Bestrahlungen und bildgebenden Verfahren in der Diagnose)
www.leben-mit-prostatakrebs.de (Experten über Diagnose und Therapie)
www.uroweb.org (Europäische Gesellschaft für Urologie)
www.gekid.de (u. a. Krebsregister und Informationen des Robert Koch-Instituts)

3. Männer und Gesundheit
www.maennergesundheit.de (Institut für Männergesundheit am UKE Hamburg)
www.mann-und-gesundheit.com (Deutsche Gesellschaft für Mann und Gesundheit)
www.impotenz-selbsthilfe.de (Selbsthilfegruppe für erektile Dysfunktion)
www.zpsg.de (Zentrum für Partnerschaft und sexuelle Gesundheit)

www.isg-info.de (Informationszentrum für Sexualität und Gesundheit)
www.jetzt-lieben.de (Informationen über Potenzstörungen von Bayer HealthCare)
www.takeda.de; www.prostata.de (Seiten der Takeda Pharma mit Informationen über Prostatakrebs und andere Prostataerkrankungen)

4. Selbsthilfegruppen
www.prostatakrebs-bps.de (Bundesverband der Prostatakrebs-Selbsthilfe)
www.nakos.de (Nationale Informationsstelle zur Anregung und Unterstützung von Selbsthilfegruppen)
www.uniklinikum-giessen.de/selbsthilfe (Kontaktstelle für Selbsthilfegruppen)
www.krebs-kompass.de (Adressen von regionalen und überregionalen Selbsthilfegruppen)

5. Kliniken und Rehabilitation
www.reha-servicestellen.de (zentrale Stelle zur Information über Reha-Maßnahmen)
www.deutsche-rentenversicherung-bund.de
www.betanet.de/betanet/soziales_recht/Medizinische-Rehabilitation-264.html (Rechtshilfe für Heilbehandlungen)
www.bar-frankfurt.de (Bundesarbeitsgemeinschaft für Rehabilitation)
www.krebs-kliniken.de (Adressen von Krebskliniken)
www.krebsarztpraxen.de (Adressen niedergelassener Onkologen)
www.onkozert.de (Zertifizierung von Kliniken im Auftrag der Deutschen Krebsgesellschaft)

Bildnachweis

Umschlagfotos und S. 87: Patrick Becher; alle Abbildungen in Kapitel 1 und S. 118: privat; S. 50-55: Mit freundlicher Genehmigung des Verlags für Didaktik in der Medizin; S. 65: Gettyimages; S. 93 und S. 137: Mit freundlicher Genehmigung des Prostata-Zentrums am Universitätsklinikum Münster, aus dem Leitfaden für Patienten »Die Radikaloperation der Prostata beim Prostatakarzinom« (Pühse/Hertle/Roth); S. 95 und S. 96: Mit freundlicher Genehmigung der Takeda Pharma, www.takeda.de, www.prostata.de

Danksagung

Ich möchte mich bei Markus Heidemanns und Friedrich-Karl Sandmann bedanken, die die Idee zu diesem Buch hatten und sie mit viel Verve verfolgt haben. Wesentlich zu dieser Veröffentlichung beigetragen haben die Mediziner, die Michael und Uli Roth behandelt haben. Dank gebührt besonders Professor Hartwig Huland für die Bereitschaft, sein Wissen und seine Erfahrungen weiterzugeben. Die Gespräche mit Professor Hubert Seggewiß bleiben unvergesslich, weil wir gemeinsam zwischendurch am Fernsehgerät einen Sieg des FC St. Pauli verfolgen konnten. Ich bedanke mich bei der Familie Roth für die herzliche Aufnahme und die Abendstunden am Grill. Verena von Plüskow hat mit ihrem Engagement sehr zum Gelingen dieses Buches beigetragen. Ich bedanke mich bei Gaby Roth und Birte Schäffler für die Korrekturen am Manuskript. Klaus Falkenberg und Dr. Andreas Meyhoff, Dokumentationsjournalisten beim Nachrichtenmagazin Der Spiegel, haben mich auf Fehler aufmerksam gemacht, die mir unterlaufen sind. Dank gebührt der Lektorin Regina Carstensen, mit der es eine Freude war, zusammenzuarbeiten. Schließlich möchte ich mich bei Philipp Ludwig für die prompte Erledigung von Rechercheaufgaben bedanken und bei Birgit Weimer-Ludwig für die Geduld, die man an den Tag legen muss, wenn ein Mann über viele Wochen vorwiegend an die Prostata denkt.

Udo Ludwig

Die Autoren

Die Zwillinge Uli und Michael Roth, geboren 1962, sind ehemalige Handball-Nationalspieler und arbeiten heute als Musikmanager und Handballtrainer. In diesem Jahr erhielten beide Brüder fast gleichzeitig die Diagnose Prostatakrebs.

Udo Ludwig schreibt seit über 15 Jahren für den Spiegel. 2008 wurde er mit dem renommierten Henri-Nannen-Preis ausgezeichnet. Von ihm erschien bereits 2007 im Zabert Sandmann Verlag »Der verratene Sport. Die Machenschaften der Doping-Mafia. Täter, Opfer und was wir ändern müssen«.